L'EXCÈS D'ACIDITÉ

Du même auteur
dans la même collection LES CLÉS DU BIEN-ÊTRE
Aux éditions Médicis

La cure de raisin

Le diabète

Nouvelles clés pour mieux vivre

Les oméga 3 6 9

Être mince – gérer son poids

La nouvelle alimentation tome I

La nouvelle alimentation tome II

Aux éditions Top'Vie

5, rue des myosotis
25200 Grand-Charmont

VIVRE OU NE PAS VIVRE
350 pages de préceptes de vie saine

Coordonnées de l'auteur

5, rue des myosotis
25200 Grand-Charmont
tél. 03 81 32 07 90 et 06 89 15 55 79
jmdelecroix@yahoo.fr

ISBN-10 : 2-85327-292-3
ISBN-13 : 978-2-85327-292-6
contact@editions-medicis.fr

Jean-Marie DELECROIX

L'EXCÈS D'ACIDITÉ

comment le pondérer ?

Éditions Médicis
204, boulevard Raspail
75014 Paris

AVERTISSEMENT

Les indications données dans cet ouvrage tiennent compte des résultats obtenus par divers chercheurs, par des tests et de nombreux contrôles effectués.

Les conclusions reproduites ici sont donc le reflet d'études sérieuses menées consciencieusement. Pour toute utilisation des produis décrits dans ce livre, il est conseillé de lire attentivement le mode d'emploi accompagnant ceux-ci et de demander conseil à un médecin ou à un pharmacien. En aucun cas, l'éditeur et l'auteur de cet ouvrage ne pourront être tenus pour responsables des conséquences d'une application incorrrecte ou imprudente de l'usage des produits ou des méthodes présentés dans cet ouvrage.

Le vinaigre trop acide
ronge le vase qui le contient.

Proverbe turc

Sommaire

Une petite mise en bouche pour commencer

Manon G… a le cancer du sein. Les marqueurs sont très mauvais. Je lui explique tout le contenu de ce livre. Elle y croit. On se met à l'application avec notamment les compléments alimentaires alcalinisants, l'aide de plantes et produits homéopathiques, l'alimentation crue avec notamment les choux et betteraves rouges crues et les graines germées dont le fameux fenugrec chaque jour.

Pour en savoir plus sur les graines germées, vous pouvez vous référer au livre « Les graines germées, une mine immense de vitalité » dans la même collection, les Clés du Bien Être.

Voici le joli tableau de l'évolution des « marqueurs » de son cancer :

- *l'A.C.E est l'antigène carcino-embryonnaire, soit une protéine présente normalement chez le fœtus et que l'on retrouve à des taux élevés chez les sujets atteints de cancers.*
  On le mesure donc : il doit être inférieur à 3 mg/ml.

septembre 2005	3,4
décembre 2005	2,3
février 2006	1,8
10 mars 2006	1,7

- *L'antigène CA 15-3 est un autre marqueur du cancer. Décrit par Tobias en 1985, c'est une glycoprotéine présente dans les cellules épithéliales normales de nombreux tissus (sein, utérus, ovaire, ...). Dans les cellules cancéreuses, elle s'exprime sur toute la surface cellulaire d'où elle est libérée dans la circulation sanguine.*
  On le mesure donc : il doit être inférieur à 30 U/ml.

septembre 2005	67
décembre 2005	43
février 2006	28
10 mars 2006	15

C'EST GAGNÉ ! Tout est rentré dans l'ordre !

La bioélectronique du docteur Vincent

Louis-Claude Vincent est né le 10 janvier 1906 au Puy. Spécialiste de l'eau, il devient ingénieur conseil auprès de 300 communes, de l'EDF, de l'armée. En 1936, il écrit: «Les taux de mortalité de maladies de tous ordres, et notamment tuberculoses, troubles cardio-vasculaires et cancers, sont directement liés à la qualité de l'eau délivrée aux populations. Ils croissent en particulier lorsque ces eaux sont très minéralisées et rendues artificiellement potables après traitements physiques et adjonction de produits chimiques oxydants».

Il a le génie de mesurer en 1948 le terrain biologique humain selon 3 critères mesurables:

- le pH qui mesure l'acidité
- le rH2 ou potentiel d'oxydo-réduction
- la résistivité ou «ro» («r» de l'alphabet grec) qui compte en gros la quantité de sels minéraux dissous dans l'eau par exemple.

En France, cette invention française n'eut pas le succès mérité. En Allemagne, on s'en servit assez vite. La NASA contrôle l'état de santé de ses astronautes de cette façon.

Les micro-organismes se développent plus ou moins bien selon leur nature :

- les champignons en milieu acide et oxydé
- les virus en milieu alcalin et oxydé
- les microbes en milieu alcalin et réducteur.

Il prouva ses dires par plus de 2000 mesures de pH, rH2 et ro sur des malades au Liban. Il étend alors ses 3 mesures au sang, la salive et l'urine de 60000 personnes.

L'acidité et le pH

C'est un chiffre entre 0 et 14 (théoriquement) qui est le cologarithme (ça y est ! ça recommence !) de la concentration en ion Hydrogène + (multiplié par – 1), tel que défini en 1909 par le biochimiste danois Sören Sörensen.

Qu'est-ce qu'un acide, son « contraire » : une base ?

Tout d'abord quelques synonymes et définitions. Un produit acidifiant rend acide, acidifie. L'action inverse est désacidifiante, alcalinisante, « basifiante ». Le « contraire » en chimie d'un acide est une base. La présence d'une base neutralise un acide et inversement. Un équilibre à parts égales est un milieu neutre.

La formule de l'eau

L'eau est peu conductrice et peu isolante à la fois, c'est à dire qu'elle contient peu d'ion H + et peu d'ion OH- selon la formule $H_2O \rightarrow$ 2 H + et OH -. Le pH de l'eau pure et neutre est de 7, ce qui signifie qu'il y a 10 puissance moins 7 moles de H + dans un litre d'eau. Ce nombre étant très faible, on a choisi ce calcul par logarithme. On y voit là, par cette convention de chimie, l'origine du nombre 7 pour la neutralité. Un pH faible correspond à une concentration élevée de ions H + donc à un milieu acide. Le pH baisse au fur et à mesure qu'augmente la concentration en ions H +.

Cette utilisation mathématique du cologarithme montre aussi qu'une solution de pH 6 est dix fois plus acide qu'en pH 7. Lorsque le pH passe de 6 à 5, l'acidification est beaucoup plus grande que lors du passage de 7 à 6, car les écarts ne sont pas égaux. Une très légère variation de pH est donc significative sur la quantité d'acides.

Les produits tampons

Ils se comportent comme une base en milieu acide et comme un acide en milieu basique. Ils amortissent les augmentations ou diminutions de pH. C'est ce que font les acides aminés utiles à cela. De nombreux systèmes existent dans le corps pour réaliser cela: les protéines, les phosphates, l'hémoglobine, la respiration.

Plus le pH est voisin de ce qu'il doit être (pH du sang vers 7,35 et pH des cellules vers 7), plus ces systèmes tampons sont efficaces.

Plus ce chiffre est faible, plus les cellules, le liquide étudié, l'urine, le sang sont acides. Plus ce chiffre est élevé, plus ces milieux étudiés sont basiques ou alcalins (synonymes). Entre l'acide et le basique, existe un milieu qui est la neutralité : le pH est alors de 7. Précipitez-vous chercher des bandelettes de mesure et vous saurez déjà comment est votre urine. pH 2 ? Non je plaisante : vous seriez mort !

Les déséquilibres du pH dans le corps humain

Le pH de l'estomac est de 1,5 à 2. Il peut atteindre 5 en début de digestion. C'est l'acide chlorhydrique secrété qui établit cela. Un mucus très épais protège la paroi de l'estomac car ce pH est très corrosif. Vous savez ce qu'est l'acide chlorhydrique ! Mais ce milieu très acide permet aux enzymes gastriques (pepsine, chymosine, lipase) de faire « pourrir » les aliments.

Le pH des sucs pancréatiques varie de 7,5 à 8 ; la bile entre 7 et 7,5. Le pH des intestins et du colon se situe dans les pH 7 à 8.

Comme on vient de le voir, le pH doit être acide ou basique selon les organes, les enzymes et les fonctions à remplir. Le déséquilibre acido-basique crée alors des dysfonctionnements par des surcharges de toxines et déchets où prolifèrent microbes, micro-organismes néfastes, parasites. Dans cet état, les oxygénations et la circulation se font mal. Les tissus s'abîment et commence la dégénérescence comme l'arthrose, les ulcères, les rhumatismes, le diabète, l'obésité, les migraines chroniques, les maladies de peau, les troubles nerveux, les fermentations intestinales, les sinusites chroniques, le mauvais cholestérol, etc... tout ce que nous n'avons pas en venant au monde.

La fermentation du vin se fait en milieu acide, comme celle du lait qui devient yaourt. On conserve les olives dans le vinaigre acide et pas dans de l'eau de Vichy qui les feraient pourrir.

Les possesseurs de piscine et d'aquarium surveillent bien le pH pour éviter les catastrophes. Les possesseurs de corps humain ne surveillent rien et n'évitent pas les catastrophes!

Le pH trop alcalin favorise la prolifération microbienne. Le pH trop acide rend les toxines non solubles. En chimie on dit que l'acide urique se précipite en urates. La soude caustique alcaline qui est dans toutes les lessives, rend le contenu du bac de lavage alcalin et les saletés se dissolvent et quittent le linge.

Le pH du sang

Voici quelques chiffres significatifs du Professeur Lautié sur les différents pH sanguins en fonction des maladies.

Le sang est très légèrement basique : le pH se situe aux environs de 7,35. Si le pH sanguin sort de là, la personne contracte les premiers ennuis et la maladie. Par exemple, en dessous de 7,10 commencent les troubles neurologiques. Au delà de 7,45, on trouve une baisse des défenses immunitaires et des phénomènes de crampes.

En dessous de 6,6 et au-dessus de 7,9, c'est la mort. Le pH sanguin des cancers est :

cancer de l'intestin	7,45
cancer du rein	7,5
cancer de la gorge	7,6
cancer de l'estomac	7,8
cancer généralisé	7
tuberculose	6,8

Le pH normal des cellules se situe aux alentours de 7.

Le pH de l'urine

Le bon pH urinaire se situe autour de 6,8. C'est acide car l'urine élimine les acides phosphoriques et uriques, résidus de nos métabolismes. Mais il varie dans la journée et dans le temps selon les principes du cycle circadien de la médecine chinoise. A partir de 4 h du matin, le pH sera voisin de 6 tandis qu'il présente un pic de montée vers 20 h à plus de 7.

Si l'on prend des compléments alimentaires alcalinisants, si l'on ne mange que des légumes crus alcalinisants par essence, le pH de l'urine va varier sous ces sollicitations. La « lecture du corps » est donc faussée.

Outre cela, le pH de l'urine ne doit pas être trop acide ni trop basique. Tout déséquilibre créera des problèmes. En fait il est souvent trop acide.

Le nettoyage des acides par les organes

Les acides forts sont les acides uriques, sulfuriques, phosphoriques. Les organes émonctoires vésicule biliaire et rein ont beaucoup à faire et souvent n'arrivent pas à tout évacuer. Ces acides envahissent alors nos cellules. Les protéines animales, les produits laitiers et surtout le yaourt en sont de gros fournisseurs. Raison de plus pour les surveiller.

Les acides faibles sont les acides citriques, oxaliques. Ils peuvent s'éliminer plus facilement, notamment sous forme gazeuse par les autres organes émonctoires comme le poumon. On saisit bien ici la nécessité de s'oxygéner les poumons. Un bon ostéopathe ou chiropracteur vous aidera à avoir une amplitude thoracique naturelle plus importante.

L'ammoniaque est toxique. Le foie en fait la transformation pour que le rein puisse l'éliminer.

Les tissus sont parfois trop acides

L'organisme produit des acides par le stress, les restes de digestion notamment. S'il y a trop de ces causes, les cellules sont trop acides. Mais si les organes émonctoires trop encrassés ne nettoient plus bien, il en est de même. Si l'organisme manque de tels ou tels minéraux ou enzymes ou vitamines, nécessaires à la désagrégation de certains déchets, il en est de même aussi. Il y a alors engorgement du côté des poubelles ! Le corps ne peut garder le trop plein au niveau du local à ordures, il recycle tout cela dans les tissus qui alors s'empoisonnent.

L'heure de la vésicule biliaire selon le cycle circadien de la médecine chinoise étant de 23 h à 1 h du matin, cette vésicule commence l'épuration et s'il y en a trop, par exemple si l'on a beaucoup mangé le soir, recycle le surplus qui n'est pas forcément épuré le lendemain si l'on mange à nouveau beaucoup le soir. Cycle infernal !

L'hyperacidité épuise les glandes surrénales, lesquelles secrètent la cortisone anti-inflammatoire et anti-douleurs. Toutes les maladies chroniques dont le cancer montrent cette hyper-acidité.

Outre la régulation d'apports alimentaires et leur bon choix, l'oxygénation du corps, par des mouvements non violents, accroît le nettoyage des tissus par le poumon comme on l'a vu.

Le rH2 ou potentiel d'oxydoréduction

Pour une solution donnée que l'on mesure, une perte d'électrons (négatifs par définition) correspond à une oxydation, un gain d'électrons à une réduction (le contraire). La valeur de rH2 montre la quantité d'électrons disponibles. Ce rH2 varie de 0 à 42. Tout ce qui dépasse 28 est oxydé et en dessous est réduit. Cette unité de mesure correspond à la pression d'hydrogène H2 ou d'oxygène O2. Le sang d'un rH2 = 28 est à la neutralité : il ne peut plus fixer d'oxygène : c'est la thrombose.

Le rH2 sert à mesurer notamment les effets du stress oxydatif dans des maladies comme le diabète, le cancer, les maladies cardiovasculaires.

Le rH2 du sang en bonne santé est voisin de 22.

La résistivité

C'est la capacité à s'opposer au passage de l'électricité. En physique, plus la résistivité est grande, plus la résistance électrique l'est (R est fonction de ro) et moins le courant passe. Plus des cellules sont pures, plus elles s'opposent au passage de l'électricité. Cette résistivité est inversement proportionnelle à la concentration des sels minéraux dans l'eau. Plus il y en a, plus cette résistivité est faible. Ce qui démontre la nécessité d'avoir peu de sels minéraux dans l'eau, soit l'inverse du marketing à la mode.

La résistivité des huiles essentielles est très forte donc elles sont efficaces pour notre santé. En effet, tout ce qui encrasse nos organes et cellules, fait baisser la résistivité, modifie le terrain sain et permet à la maladie de s'installer.

La résistivité d'un bon sang (mais c'est bien sûr), ainsi que la salive avoisine les 200 et quelques, pour l'urine de 30 à 70. Si le rH2 baisse, il y a aggravation dans les infections et le cancer. Si ce rH2 monte, il y a aggravation dans les états spasmodiques.

Louis-Claude Vincent énonce ces conclusions dans l'extension du cancer :

- si le sang est trop alcalin, trop oxydé, trop chargé en minéraux
- si la salive a les mêmes dérives
- si l'urine est trop acide, trop réductive, trop peu minéralisée.

Trop alcalin signifie pH supérieur à 7, vers 8, 9…

Trop oxydé signifie rH2 supérieur à 28, vers 30, 35…

En fait la résistivité mesure la perméabilité de notre terrain aux influences.

Le terrain est tout

L'acidité ou l'acidose ne sont pas tout comme l'annoncent certains. L'acidité intestinale a même des bienfaits. Nous en parlons ailleurs dans cet ouvrage. D'autres facteurs comme on vient de le voir définissent un terrain et ils ne sont pas tout, non plus.

Pasteur lui même, dans les derniers jours de sa vie a dit : « Béchan avait raison, le microbe n'est rien, le terrain est tout. C'est Claude Bernard qui a raison ». Ce disant, Pasteur détruisait tous ses propres travaux. Il n'avait pas de souci à se faire. Malgré cette affirmation immense, on continue à traiter les choses comme si le terrain n'était rien et le microbe ou virus était tout.

Louis-Claude Vincent a démontré que telle bactérie ne se développe que dans tel terrain qui lui va bien.

Le Pr Laborit dit aussi qu'on se focalise trop sur le toxique cancérigène, les microbes et virus, et pas assez sur le terrain.

Le Pr Pettenkoffer avala devant ses élèves d'université un verre rempli de germes vivants et grouillants du choléra en disant : « voyons si j'aurai le choléra» et il n'eut rien. De nombreux conférenciers en font autant avec le virus du sida par injection et ils n'ont rien non plus. On évite de le faire savoir!

En ces temps dits modernes, on nous bassine plus de 50 fois par jour depuis 6 mois avec une maladie, la grippe aviaire, qui n'a encore tué personne. C'est rigolo! Un certain laboratoire s'en frotte les mains.

Les causes sont toujours psycho-biologiques

Selon ces personnes citées, selon le docteur Hamer, selon Aristote, Hippocrate, Platon, Voltaire, selon les principes de la Médecine Traditionnelle Chinoise, selon moi, etc... - excusez-nous du peu! – les causes sont toujours psycho-biologiques.

La véritable loi

> Les maladies découlent toujours d'un conflit interne, passé ou présent, à résoudre. En phase terminale de conflit en voie de résolution, interviennent les micro-organismes porteurs de maladie, les virus et les microbes. En fonction du terrain qu'ils trouvent, ils se développent plus ou moins favorablement ou non.

C'est ici qu'interviennent les facteurs d'encombrement toxémique (résistivité), de restes du métabolisme des aliments (acidité ou non), d'activité physique, d'oxygénation, de stress, d'harmonie (potentiel d'oxydoréduction).

Nous vivons nos conflits internes de différentes manières en fonction de nos « boulets » dont certains sont les habitudes familiales, souvent inconscientes, qui forment ce qu'on appelle l'hérédité. Cette hérédité n'est pas biologique comme on le dit. Elle est psychobiologique.

Equilibre acido-basique

Résumons-nous et allons un peu plus loin

Le suc gastrique est acide pour dissocier la nourriture et la nettoyer. L'urine est légèrement acide contrairement à ce qu'écrivent certains ouvrages qui obligent leurs lecteurs à obtenir un pH supérieur à 7. La première urine du matin présente une acidité marquée car l'organisme se débarrasse de son acidité pendant la nuit. La lecture du pH au lever n'a, en général, pas d'intérêt. De même après un effort physique de durée significative le pH est acide ; il y a même production d'acide lactique, soit ces crampes et courbatures. Après une promenade douce le pH tend vers 7, ce qui est l'explication de la sensation de bien-être. Le reste du temps, le pH de l'urine doit se situer entre 6,5 et 7. Celui qui mange de la viande a un pH voisin de 4,5 ; le végétarien trouvera plus de 7 : ce qui est dangereux pour l'invasion des colibacilles.

Les selles ont un pH alcalin voisin de 7,5. Si celui-ci est acide, nous sommes en présence de fermentations, putréfactions intestinales, qui sont le foyer d'une maladie grave ; je veux dire : si la mesure est effectuée loin des digestions et de façon répétitive. La peau est acide : de 3 à 5 pour se battre contre les microbes. L'usage systématique de savons diminue cette protection en la désacidifiant.

Qu'est-ce qui acidifie ? Qu'est-ce qui désacidifie ?

Méfions-nous des nouvelles fausses colportées et bien ancrées dans la nouvelle sagesse populaire médiatique ! Le cas le plus intéressant pour comprendre est le citron. Surprise surprise ! Le citron désacidifie. Il a un goût d'acidité, il donne l'impression de forte acidité, il a de l'acide citrique et pourtant il est alcalinisant. Ceci est dû à l'oxydation très rapide de ses acides dans l'organisme. Seuls subsistent alors les sels alcalins qui poursuivent leur action désacidifiante. Sceptique ? Le scepticisme comme la curiosité sont des vertus, à condition qu'on accepte d'aller plus loin.

Mangez du citron et sortez votre papier réactif de mesure de l'urine. Chacun doit avoir chez lui ce papier réactif très bon marché et ainsi, suivre les effets de son alimentation. C'est une façon sérieuse de devenir son propre médecin, de ne jamais faire de cancer, etc... Vous en savez autant que moi !

Le régime alimentaire riche en végétaux alcalinise. La viande acidifie. Le travail extraordinaire de l'organisme consiste à maintenir tous les pH des cellules et liquides organiques à leur équilibre normal, et ceci, quel que soit l'apport alimentaire qui – nous l'avons vu – est très variable. Notre travail à nous, véritable travail de médecin de notre corps, est d'aider à cet équilibre par ce qu'on apporte. Si vous mettez trop de sable dans le mortier du meilleur des maçons, son mur s'écroulera ou il abandonnera la lutte (dépression).

La nourriture de chaque jour doit donc comporter suffisamment de minéraux, – nous ne le répéterons jamais assez –, sinon les protides sont mal assimilés, mal dégradés, mal utilisés. Chaque jour, nous aurons notre ration de fruits frais (en dehors des repas, sauf la banane et la datte), fruits secs et légumes crus et cuits. Les viandes, poissons, beurre et œufs (c'est facile à retenir : ce sont les produits d'origine animale) verront leur pouvoir acidifiant ainsi compensé.

Bon nombre de personnes sont venues me voir avec la description de leur bol alimen-

taire. Tout, absolument tout, était dans le chapitre acide ou acidifiant.

Nous connaissons l'issue inéluctable d'un tel traitement. Simplement, nous ne sommes pas tous logés à la même enseigne et la facture est de plusieurs types : globale le jour où on s'y attend le moins (« je n'ai vraiment pas de chance » ou « telle famille n'a vraiment pas de chance ») ou morcelée, étalée en un cortège de maux divers et variés. Mais elle est à payer un jour ou l'autre.

Les naturopathes européens

Ils sont tous d'accord pour attirer l'attention de tous sur l'équilibre acido-basique. Voici ce qu'ils disent.

Toute digestion donne des résidus acides ou basiques. Chez la plupart des gens, il y a déséquilibre vers l'acidité et donc création de problèmes divers connus : os, allergies, infections, arthrites, système immunitaire, fatigue et vivacité. L'alimentation n'est pas seule à avoir un rôle influant : la relaxation, le calme, la méditation, l'harmonie relationnelle sont alcalinisants.

Une supplémentation en minéraux de préférence alcalins est nécessaire alors pour régénérer les cellules. On y trouve des citrates, des algues comme la spiruline, du calcium, des carbonates de potassium, du magnésium, du fer, etc… Dans la nourriture c'est assez simple : les légumes crus et les fruits sont alcalinisants, les autres et surtout les viandes, les produits laitiers, les sucres industriels, les produits raffinés, les produits cuits sont acidifiants.

Hélas, une fois de plus, nous ne sommes pas

égaux devant l'acidité de notre métabolisme. Notre digestion est plus ou moins efficace à ne pas trop créer ou non l'acidité.

Par l'alimentation seule bien réglée, il faut parfois jusque deux voire trois ans, pour recréer un terrain non acide, en fonction des bons ou mauvais services rendus à son organisme. Heureusement, nous vivons une époque moderne et des produits et plantes peuvent nous aider.

L'acide urique

L'acide urique provient de la dégradation alimentaire.

L'acide urique se précipite en urates en terrain acide. Ceci peut créer des calculs qu'on appelle lithiases. En général les calculs sont composés d'urates, de calcium, d'oxalates, de phosphates. Ces calculs sont médicalement guérissables. J'ai de nombreux cas de dissolution ou fonte de ces calculs dans mes observations. Le lecteur veut tout de suite savoir par quel produit miracle, n'est-ce pas ? Par tous les préceptes de ce livre.

En visite de trois semaines en cure thermale pour voir ce que c'était, on me décela un calcul urinaire. En rentrant, j'entrepris la guerre par la dissolution naturelle. Je me suis lié de sympathie avec le radiologue qui, au début, n'y croyait pas et nous observions le chemin parcouru par cet intrus dans l'urètre : l'intrus se faisait de plus en plus petit de semaines en semaines puis se désintégra.

Ces urates peuvent n'être que des micro grains de sable qui envahissent et encrassent tout notre corps.

On trouve aussi les crises de goutte dans les manifestations de trop d'acide urique.

L'alcalinisation des urines est le chef de chantier évidemment et le chef d'équipe est le citrate de potassium, mais pas n'importe comment. Ah j'oubliais ! En tant que naturopathe, tout de même ! La nutrition correcte est de rigueur. A ce propos n'oublions pas d'oublier la viande… pour commencer.

Dans l'excès d'acide urique, on trouve les médicaments et certains en particulier comme les laxatifs et diurétiques, les reins fatigués, la suralimentation, la prise excessive de bière, de viande donc et spécialement de gibier faisandé, de porto et vin blanc, d'anchois, etc…

Il y en a qui préconisent l'eau de Vichy et ses bicarbonates. On n'est pas du tout d'accord, pour les raisons ressassées au chapitre sur l'eau. Il faut des eaux pures et peu acidifiantes. De plus, ces eaux provoquent des calculs d'oxalates de calcium par le jeu des apports sodés.

Bon nombre de maladies dites graves ont à l'origine une acidité excessive de l'organisme

Cette acidité crée une anomalie de la sensibilité du système nerveux sympathique, qu'on appelle communément le stress. Cette anomalie peut devenir « chronique ». Elle produit à la longue un rétrécissement des artérioles, donc une circulation sanguine moindre et une méforme générale. Les rhumatismes et, plus souvent encore, les douleurs articulaires et tendinites interpellent. Peuvent aussi apparaître toutes sortes de dérangements en rapport avec ceci : hyperglycémie, tachycardie, caries, crampes, ostéoporoses, migraines chroniques, lumbagos et sciatiques, gastrites, ulcères gastriques et duodénaux, flatulences, constipation, goutte, atonie rénale ou urinaire, eczéma, asthme, herpès. Tout cela est amplifié par le café, le thé, le tabac et les médicaments dont les benzodiazépines qui – paraît-il – procurent le sommeil.

Le fumeur

C'est un drogué. Sa drogue est la nicotine. Son action courte calme momentanément la tension mentale. Les petites artères spasmées se détendent et la circulation s'améliore. L'oxygénation des cellules reprend mais il y a l'effet rebond et le spasme reprend de plus belle, plus intense. Il faut à nouveau de la nicotine. C'est le cercle vicieux. Le Ministère américain de la santé a suivi des expériences scientifiques dans les universités de Colombia et du Nebraska. Le psychologue américain Schachter de cette même université, a remarqué que les fumeurs ont l'urine plus acide que les autres. Ce phénomène de désintoxication naturelle peut être « accompagné » de la façon suivante. Les chercheurs ont compensé l'acidose de l'organisme des fumeurs par un apport alcalin. Le besoin en nicotine a baissé. Il fallait le démontrer. C'est chose faite !

Les problèmes de dos

Ils sont à la mode. On dit que c'est la voiture ou je ne sais quoi. C'est l'équilibre acido-basique tout simplement. Mais oui ! C'est donc l'alimentation. *J'ai eu cent témoignages. En voici un :*

J'ai reçu Pascal B…, 43 ans, en cabinet. Il souffrait de douleurs lombaires depuis plus de 8 ans. Il était en arrêt maladie depuis plusieurs mois et devait subir une opération d'une hernie discale sous 15 jours. Par l'observation de la langue, la prise des pouls selon la médecine chinoise et par un questionnement précis sur son mode de vie, la conclusion était une hyper acidité de son organisme de manière chronique. L'alcool, la viande, le lait étaient omniprésents. Le protocole de guérison contenait des compléments alcalins (citrates), un drainage (homéopathique) et une réforme alimentaire (aliments alcalinisants). Dès le 3e jour du traitement, il me témoigna une amélioration de ses douleurs. Après 10 jours de traitement, il téléphona à l'hôpital pour annuler l'opération. Nous nous sommes revus un mois après : j'ai pu constater que le « travail » était fait à 50 %. Au bout de deux mois, c'était fini : son organisme était désacidifié. Il retourna travailler. Sa famille, ses collègues et amis proches furent extrêmement surpris de ce changement. Il revivait. Ils ont appelé cela « un miracle ».

L'excès d'acidité crée des cristaux acides qui envahissent les articulations. Ce sont des cristaux très pointus qui meurtrissent les chairs et font beaucoup de mal. On prend alors quelques anti-inflammatoires qui apaisent et détruisent le foie et l'estomac. Tout rentre dans l'ordre, si l'on peut dire! Puis le lumbago reprend avec un moral à zéro et des douleurs d'estomac. Le manque de chance quoi! On ne trouve plus sa position pour dormir. Quelque vertèbre lombaire a dû bouger, on court de manipulateur en manipulateur. On mange toujours pareil bien sûr. Quelqu'un finit par trouver un os plus dissymétrique qu'un autre. Et c'est l'espoir de l'opération salvatrice.

Pourtant, il n'y a que rémission. Rien n'est réglé. Il suffit de quelques semaines pour régler définitivement un mal de dos en arrosant un peu moins les repas et en créant une alcalinisation intestinale par apport d'aliments adaptés, l'apport de minéraux, la diminution de viandes, une bonne oxygénation.

A votre disposition, j'ai des dizaines d'autres témoignages de personnes venues me voir avant une opération obligatoire du dos. Tout s'est réparé comme par enchantement. Quel changement de vie!

Encore un superbe témoignage

J'ai reçu en consultation Arlette F… de 78 ans. Elle souffrait de douleurs atroces aux épaules et dans une moindre mesure un peu partout dans le corps. Elle avait beaucoup de mal à se déplacer. Cela faisait plus de 25 ans que le processus avait était enclenché et qu'elle vivait des douleurs de plus en plus extrêmes. Elle me raconta qu'elle avait supplié à genoux son mari de l'aider… elle n'en pouvait plus. Il le réalisa. C'est à ce moment que je fis sa connaissance. Après l'avoir écoutée, questionnée précisément sur ses douleurs, son mode de vie (alimentaire, comportement psychologique), j'ai pu dresser le constat final par la médecine chinoise et l'homéopathie. La conclusion était un envahissement de toxines dans tout son organisme. Il s'agissait de les déloger et de les entraîner vers les organes émonctoires. Le protocole fut mis en place et les résultats étaient à la hauteur de sa motivation. Il faut dire qu'elle joua le jeu en réformant notamment parfaitement son alimentation. Dès la 2e semaine de traitement, les résultats arrivèrent : les douleurs diminuaient. Au bout d'un mois et demi, Arlette n'avait plus aucune douleur aux épaules. Pour elle et son mari, ce fut un quasi miracle, une libération, une renaissance.

La réaction excessive du cerveau

Les états inflammatoires de ce type, selon le fameux docteur Hamer, proviennent d'une réaction excessive du cerveau visant à résoudre un conflit. Ils ne sont souvent pas le fruit d'un dérèglement mécanique. Le conflit est souvent aussi inconscient. Une recherche sur soi-même est très utile dans ce cas. Nous répétons et répéterons cette notion d'importance.

Le cancer nous renseigne

L'espérance de vie des Français augmente, nous dit-on. Cette affirmation nous détourne de la vérité. A tranches d'âge comparables, il y a augmentation moyenne d'environ 10 % par décennie des maladies graves, chroniques et dégénératives : maladies cardio-vasculaires, cancers, etc... Ces maladies sont à l'origine de 90 % des décès. Et cela augmente encore. Nous sommes à peu près sûrs de ne pas mourir de vieillesse mais d'une maladie de dégénérescence. A la naissance, deux hommes sur cinq sont programmés statistiquement pour le cancer. 35 % font appel à une thérapeutique appelée « non prouvée », dite médecine parallèle tout en gardant leur traitement. Ce recours prouve un certain nombre de choses dont la relation entre le psychisme et le cancer, ce que démontre la Médecine Chinoise.

Pas de vaccin possible

Ce chapitre est intéressant. Pourquoi ? D'abord parce que le cancer n'est pas une maladie comme les autres. Nous n'en trouverons jamais de vaccin. Certains pensent qu'on ne va plus tarder à sortir un produit miracle dans un de ces laboratoires pharmaceutiques hyper sophistiqués, produit qui va guérir le cancer. C'est faux. Ce cancer ressemble plus à une dégénérescence, une désorganisation générale.

Ce chapitre peut apporter une aide à la guérison en même temps qu'il met sur la voie des conditions à remplir pour y échapper. Certains ont dit et écrit que le cancer était héréditaire. Ceci n'est pas exact. Cependant, certains terrains précancéreux sont peut-être héréditaires. En effet, des organes ou familles d'organes plus fragiles peuvent se retrouver dans la descendance. De plus, l'héritage d'une nutrition incorrecte peut faire des ravages. Cependant, un terrain précancéreux n'est pas le cancer. Une bonne nutrition permettra même de « réparer » le terrain, du moins de l'empêcher d'évoluer vers l'irréparable.

Du stade aigu au stade chronique

L'évolution de la maladie du stade aigu au stade chronique a lieu quand les causes qui créent la maladie aiguë ne sont pas rectifiées ou quand il y a prise de médicaments qui empêchent la maladie aiguë d'exercer son rôle de désintoxication. Souvent il s'agit d'une toxémie qui s'installe et dont l'effet est le ralentissement de toutes les fonctions digestives entre autres. La désintoxication ne peut pas avoir lieu si on nettoie en même temps qu'on salit et si en plus, on rajoute des produits nocifs et fatigants. Il faut au contraire corriger les causes, reposer l'organisme.

De l'inflammation au cancer, on trouve chronologiquement : l'inflammation puis la plaie et l'ulcère, puis l'induration suivie de la tuméfaction et ensuite le cancer. Bien sûr, le processus peut régresser en passant par des crises aiguës et c'est le plus difficile à faire comprendre. Même quand le stade du cancer est atteint, on peut se reposer, respirer, changer son mode de vie, manger correctement en l'entrecoupant de jeûnes, utiliser des choix judicieux d'aliments. Alors, en supprimant les médicaments, surviennent les crises de désintoxication qu'il ne faut pas enrayer.

Le chemin vers la guérison

Si l'on a encore suffisamment de vitalité, si les organes vitaux ne sont pas trop lésés, on peut donc encore faire le chemin inverse vers la guérison. Ce chemin sera aussi long que celui qui a mené au cancer.

La Doctoresse Kousmine a beaucoup travaillé aussi ce sujet du cancer. Elle a démontré que le corps construisait des masses tumorales cancéreuses afin de résoudre le problème posé à l'organisme. Sur un plan métaphysique, nous connaissons bon nombre de philosophes qui énoncent la même théorie transposée. Nous vivons une vie d'erreurs par rapport à notre destinée. Nous sommes interpellés fréquemment par des petits inconforts. Nous les faisons taire par des antalgiques et nous continuons de plus belle sur la mauvaise route. A ce moment-là, seul un cancer peut nous arrêter. A l'occasion de cette expérience sévère, nombreux sont ceux qui s'arrêtent : où suis-je ? Comment je vis ? Pourquoi ? A quoi servent ces turbulences que sont mes occupations à amasser tant d'argent ? Que fais-je d'utile sur cette terre pour mes semblables ? Ils consacrent alors leur énergie à aimer leur corps : c'est souvent un phénomène nouveau. Ensuite, ils guérissent avec l'aide de la force de la pensée. Enfin, ils se réveillent tout neufs avec, à la clef, un changement de direction de vie.

La médecine moderne

La médecine moderne détruit le symptôme,

le cancer. Il ne faut pas, puisqu'il est utile. Il faut s'attaquer de suite aux causes. A ce moment-là, en remédiant aux causes, l'organisme a moins besoin du cancer. Il régresse. Hélas, nous avons souvent en visite des malades ayant déjà été opérés du cancer. Si nous avons la chance d'en parler avant la chirurgie, on obtient de très bons résultats par l'hygiène de vie, et notamment l'alimentation savamment adaptée. Ensuite, quand la tumeur a bien régressé et est devenue insignifiante, on peut à la limite procéder à de très petites irradiations. En effet, le corps n'a plus besoin de la tumeur et sa disparition ne chamboule pas trop son travail. Mais là encore, il est probable qu'on en vienne à bout par les méthodes naturelles.

La chimiothérapie est redoutable. Elle détruit l'équilibre de l'organisme, détruit les cellules saines en même temps que les cellules malignes, détruit les mécanismes de digestion, détruit les effets salutaires d'une bonne nutrition, détruit l'immunité. Nous connaissons tous les manifestations de ces effets: nausées, pertes de cheveux, infections, etc...

Cependant, pour d'évidentes raisons notamment psychologiques, il ne faut pas fuir la médecine moderne; elle peut et doit nous aider.

L'hygiène alimentaire

Revenons un moment sur notre hygiène alimentaire. Nous constatons que tous les grands malades ont des putréfactions ou inflammations intestinales, une vésicule biliaire surchargée, la langue sale, une haleine mal odorante. Les graves maladies n'apparaissent que sur des bases de désordre intestinal. Ne créons donc pas ce terrain. Souvent les parois intestinales ne sont pas en bon état. Parfois même elles ont été durcies par l'agression de lavements répétés. Les échanges avec les cellules sont de mauvaise qualité. Toutes les toxines en surnombre passent facilement cette frontière et envahissent les tissus. Si nous rencontrons ce cas, soignons d'abord notre digestion, donc notre alimentation et les conditions de son emploi. Essayez: vous verrez la maladie grave régresser et ceci rapidement.

Les chercheurs américains du Veterans Affairs Medical Center de Houston au Texas ont suivi pendant deux ans 76 personnes présentant une lésion précancéreuse de la peau. Comme à l'accoutumée, ils en ont fait deux groupes de 38 personnes. L'un des groupes a poursuivi son alimentation habituelle. L'autre a diminué de 20 % ses mauvaises graisses alimentaires. Cette réduction s'est accompagnée de la réduction du nombre des lésions dans ce groupe. Il en va de même des cancers du colon, du sein, de la prostate, des ovaires.

Ces notions simples sont réelles. Il suffit de les essayer pour s'en persuader. Ce qui m'irrite, c'est que cette théorie aussi simple ne soit pas prise en compte. Elle coûte peu. Sans doute ébranle t-elle trop l'édifice économico-financier sous-jacent à la « santé ». C'est grave ! Un moyen d'y parvenir serait de l'enseigner aux écoliers dans les petites classes, en plus ou en dehors des cours comme ce fut le cas du catéchisme, de la musique et du sport. Les enfants donneraient des conseils ; on s'apercevrait de la véracité de ces théories ; on deviendrait, par sa nourriture, son propre médecin. Devant cette réussite, cet enseignement entrerait peut-être aussi officiellement que la musique et le sport dans les mœurs. Qui sait ? Mais prenons garde. Certains veillent au grain !

Certaines substances sont cancérigènes.

Ce sont les graisses de viandes cuites au grill

ou au barbecue, les rayons ultra-violets du soleil, la fumée du tabac, les pesticides des cultures modernes, etc... Mais ils n'apportent pas forcément le cancer. Pour cela, il faut que le terrain s'y prête, que l'organisme soit fatigué, acidifié et que l'immunité ne soit plus assurée par la nourriture de base qui contient du fer, du cuivre, du zinc, du sélénium et des protéines. Encore un travail de notre terrain.

Le sélénium et les vitamines

Le sélénium joue un rôle important dans la prévention du cancer. On trouve le plus de cancers du sein aux Etats-Unis où l'alimentation en contient peu. On trouve le moins de cancers du sein en Bulgarie où l'alimentation en est riche. Le Docteur Clark Griffith, un biochimiste d'un des plus grands centres de recherche sur le cancer du monde (MT Anderson Hospital and Tumor Institute de Houston au Texas) déclarait: «Plusieurs travaux mentionnent l'effet protecteur du sélénium. Il empêche les tumeurs de se développer dans plusieurs organes: le côlon, le foie, la peau. La perspective est particulièrement encourageante pour le cancer du sein».

Cela ne veut pas dire qu'il suffit d'avaler du

sélénium pour ne pas avoir de cancer. Non! Si vous avez un cancer, la non-carence vous aidera à en revenir, de même qu'une bonne alimentation qui en est riche. Votre système immunitaire s'en renforcera. La vitamine E sera une excellente alliée dans ce travail de reconstruction, qui sera lent, mais terriblement efficace. On trouve ces substances miraculeuses dans les céréales et graines germées, l'oignon, la levure alimentaire, les huiles de germes de céréales et toutes les huiles vierges de première pression à froid. Sélénium, vitamines E et F dans ces aliments sont les anti-oxydants majeurs qui protègent l'organisme. Les vitamines A et C agissent en synergie avec ceux-ci comme anti-oxydants. Le symposium de l'Institut National contre le cancer à Washington en 1990 a déterminé que la consommation insuffisante en vitamine C doublait le risque de cancer.

Leur association avec les vitamines du groupe B et tous les acides aminés nécessaires à l'organisme en fait un excellent «front» anti-cancer; ce «front» crée aussi la résorption du cancer s'il est déclaré. On trouve les vitamines A dans la carotte, les épinards, le persil, le cerfeuil, le pissenlit; la vitamine C dans le persil aussi, les choux, le cassis, les fruits, les légumes frais qui ont aussi beaucoup de vitamines A. Les vitamines du groupe B sont surtout dans les céréales germées, le germe de blé, la levure alimentaire, le pain complet au levain, l'amande, l'abricot sec, le jaune d'œuf, les champignons, le raisin, la viande de bœuf, la cerise, les noisettes, le tamari, le riz complet, etc... Voilà! Nous sommes à l'aise! A chaque fois, nous nous retrouvons en terrain connu. Cela fait un certain temps que nous avons compris ce qu'il faut manger. C'est un leitmotiv! Les nutriments de construction sont toujours les mêmes.

Une nourriture saine en sérénité

En cas de cancer, il conviendra donc d'avoir une nourriture globale saine. Evidemment, il ne faut pas fumer, ni boire de l'alcool (un peu de vin est possible), ni prendre de sucre industriel. Tous les conseils de cet ouvrage sont particulièrement adaptés pour ne pas créer un terrain cancéreux. Mais, à titre de révision ou redite (car il faut redire et redire), nous insisterons à nouveau sur certains points importants.

Le climat des repas doit être calme et serein, la présentation charmante. La sobriété est au programme. La qualité des aliments est primordiale : pas de produits raffinés, dénaturés aux antibiotiques, pesticides, engrais chimiques. Consommez des produits biologiques de grande classe, les plus naturels possible. Les légumes crus sont de rigueur. Leur présence est obligatoire à tous les repas ; les fruits de saison à 10 h, 16 h, voire avant de se coucher. Chaque matin, il y a apport complémentaire de magnésium marin naturel non raffiné. Le magnésium est associé au silicium dans l'alimentation et ce dernier renforce l'action absolument primordiale du magnésium. La silice assimilable est suffisante chez une personne très correctement nourrie. Le développement de l'artériosclérose montre que ceci n'est pas souvent le cas.

Le petit déjeuner sera fait de fruits secs et oléagineux toujours naturels. Les crudités seront arrosées des huiles de première pression à froid. La levure alimentaire et ses apports en vitamine B seront un bon complément journalier. On évitera les associations douteuses. Le cancéreux fera très attention à ne jamais avoir de fermentations intestinales. Il se méfiera des purines dans ce sens, donc de la viande en général et des produits laitiers, du foie, du bœuf, de la truite, des lentilles. Il organisera de grandes séances de désintoxication par les jeûnes, les cures de raisin, de pommes, de pissenlits sauvages, de baies de genièvre, etc... Et chaque jour, il faudra oxygéner l'organisme par la marche au grand air et l'exercice. On y associera des bains à température croissante, de grands sommeils, des exercices respiratoires.

N'attrape pas le cancer qui veut

Il y a des terrains à cela. Sur le plan strictement biologique, si le terrain « n'y est pas », il n'y a aucun risque de « l'attraper ». Tout terrain héréditaire ou prédisposé à être de telle ou telle caractéristique, peut se modifier. Donc l'hérédité inéluctable n'existe pas. C'est vrai que dans une même famille, on a les mêmes habitudes alimentaires, les mêmes façons de faire, et parfois même des missions de père en fils à perpétrer…

Lorsqu'on attrape une maladie, c'est que le terrain est propice. Il suffit donc de le modifier pour provoquer ou éviter une maladie. Les expressions selon lesquelles on n'a pas eu de chance « d'attraper ceci cela » sont irréelles. La chance dans ce cas aussi se fabrique.

Pasteur lui même tentait de modifier le terrain dans ses recherches sur le choléra.

Depuis toujours, les individus sont classés selon les diathèses carboniques, fluoriques, etc… en naturopathie, iridologie, homéopathie et autres. Ce sont des classements selon des terrains différents.

L'alimentation, les médicaments, les stress modifient notre terrain dans un sens ou dans l'autre. L'évolution moderne des dictats de l'industrie agro-alimentaire va dans le mauvais sens.

Un terrain favorable au cancer est annoncé dans le sang par un pH supérieur à 7,4 et un Rh2 supérieur à 24 ou un pH supérieur à 7,5 et un rH2 supérieur à 22.

Les recherches pour guérir le cancer

En 1971, Richard Nixon annonçait la guérison totale de cette maladie pour l'an 2000, accompagné par l'éminent cancérologue Farber. Le Président Chirac annonce en 2003 le même type d'ânerie ! Quel est le résultat ? Le cancer a plutôt tendance à progresser.

En 2003, j'ai écrit au Président Chirac et lui ai exposé « ma méthode » qui n'a rien à voir avec ce que vous en connaissez, vous avez compris. J'ai reçu une lettre m'annonçant que le ministre de la santé allait prendre contact avec moi. Je l'ai cru. Ne recevant pas d'appel, j'ai relancé le Président Chirac qui a relancé… M. Mattei m'a répondu : « Nous n'avons pas besoin de compétence». La maladie progresse, les malades atteints sont dans une détresse immense, nous dépensons l'argent de notre travail pour rien,… et nous n'avons pas besoin de compétence.

400 personnes en meurent chaque jour, soit par semaine plus que l'attentat du 11 septembre dont on fit tant d'affaire! La mortalité a augmenté de 63% en 20 ans. Le cancérologue Schwartz de l'hôpital Tenon à Paris dit que le cancer a tendance à progresser encore. Le Dr Salomon, directeur de recherche au CNRS écrit que le diagnostic plus précoce ne sert qu'à allonger la maladie et son cortège d'angoisses. Le dépistage plus élaboré de tumeurs sans risque de cancer fausse l'annonce des taux de guérison. Le Pr Henri Joyeux écrit que 85% des chimiothérapies sont contestables et que ce sont les intérêts financiers gigantesques qui occultent la vérité. Les chiffres ont une vérité implacable: 20% des opérés meurent d'une récidive et 80% de métastases, selon le Pr Israël. Quel tableau!

Et nous n'avons pas besoin de compétence! J'ai présenté un projet lors de l'appel à candidatures pour le plan de mobilisation nationale. J'ai essuyé un refus. J'ai écrit pour en connaître les raisons. Pas de réponse!

Le cancer n'est qu'une question de terrain

Des cancérologues de Belfort m'envoient leurs patients avec ce message: «Allez voir ce Monsieur. Il saura modifier votre terrain».

Le Pr Bernard écrit encore que notre échec de guérison résulte qu'on s'attache trop aux théories de Pasteur. Pour nous, on ne découvrira jamais rien d'autre que seul le terrain est tout, et que cet argent de recherches dans d'autres directions est jeté par les fenêtres. C'est clair! Les résultats sont là!

4000 cancéreux, suivis par le Dr Moirot, membre de la société française de médecine psychosomatique, ont montré que le cancer est développé par un terrain affectif perturbé, auquel l'individu réagit plus ou moins bien.

La loi d'airain du cancer du Dr Hamer

Le Dr Hamer précise les zones du cerveau où se concrétisent les perturbations affectives qui déclenchent cancer ou crise cardiaque. Des scanners du cerveau l'ont prouvé. Que veut-on de mieux? Par exemple, la crise cardiaque correspond à ce qu'on appelle le « conflit du nid » ou le « conflit du cerf ». Un être n'assume pas que sa femme, son enfant quitte le nid familial qu'il préside. Il ne comprend pas ! Le cerf se bat à mort si un autre mâle lui « vole » ses biches. Généralement, le fait traumatisant a lieu 6 mois exactement avant la crise cardiaque. J'ai pu observer cette coïncidence troublante à la mort de personnes que je connaissais. Le cancer du sein peut avoir rapport au contexte affectif avec un enfant. C'est phénoménal !

Le Dr Groddeck en 1917 parlait de conflit psychologique pour déclencher la maladie.

Le cancer des os correspond à une dévalorisation de soi selon une étude de 1993 à Yale. Le stress affecte le système immunitaire. Mais on peut le compenser par des contacts chaleureux.

Selon la médecine traditionnelle chinoise

J'ai la joie de participer activement à la guérison de cancer. Et je m'inspire aussi, évidemment, du concept de cette mère de toutes les médecines, que j'ai étudiée. Elle explique les lois de la santé. Elle parle du triangle du cancer : Cœur, Rein, Poumon, soit : les esprits, les essences, les énergies ou souffles vitaux.

La guérison passe par cette trilogie en deux phases. D'abord la phase froide qui est l'observation, l'acceptation d'un traumatisme affectif vécu et mal digéré. Il y a à revoir son chemin de vie et la guérison passe par un travail quant au nouveau sens de sa vie: travail sur les esprits et les essences, continuation de l'espèce qui insuffle l'idée de continuer à vivre et à vivre le projet initial, soit celui de la Source. Qu'est-ce que le mal a dit?

Vient ensuite la phase chaude. Le cerveau a commandité des petits soldats pour dépolluer le terrain: microbes, virus, bactéries, substances infectieuses ou cancérigènes. Le terrain biologique était pollué après cette guerre (conflit intérieur). Tout ceci n'a plus lieu d'être puisque le conflit est compris et digéré. Il nous reste à nettoyer le champ de bataille.

Ça va pas non?

Bernard… vient me voir de Paris. On a diagnostiqué un cancer du poumon. Il est très angoissé. On applique notre «méthode». A la question «que faites-vous comme métier?» La réponse est autoritaire: «poissonnier de père en fils, Monsieur». Je tourne autour du pot et il me répond toujours que son père était poissonnier, que son fils a quitté la direction de son agence pour «tenir» la poissonnerie pendant la maladie du père. J'ose lui demander ce qu'il fera s'il est guéri. Il a peu d'espoir mais annonce qu'il reprendra la poissonnerie. C'est une «manie» dans la famille… On regarde ensemble comment tout cela le fait vibrer. Je lui demande quelle est sa première pensée le matin quand il pose le pied par terre. Il me répond: «A quoi voulez-vous penser à 5 h du matin, tous les matins?» J'insiste alors sur son mal-être manifeste, qu'il énonce d'ailleurs avec humour et fierté. Je lui propose de se contacter et faire un autre métier éventuellement.

Il est poissonnier de père en fils, n'en parlons plus!

Les mois passent. On travaille bien je crois. Car un jour il m'appelle: «Je suis guéri». Je lui dis alors que ce n'est pas si simple car il a promis qu'en cas de guérison, nous le partagerions au champagne. Il prend le train (1 000 km aller-retour tout de même!). On trinque et je lui dis: «Vous allez pouvoir reprendre la poissonnerie?»

La réponse est cinglante et sans humour : « Ca va pas non ! ». Il y a des relents d'acidité dans l'air.

Son fils continue-t-il la mission familiale ? Le reverrai-je un jour atteint d'une maladie grave psycho-biologique ?

Le virus n'est pas la cause du sida

Lisez ce livre « Deadly Deception » du Pr américain Robert Willner. Les faits sont consternants. Les Dr Duesberg, Thomas et Mullis, éminents spécialistes mondiaux ne croient pas au virus du sida. Je vais essayer ici de vous en résumer certains éléments.

Il n'y a aucune preuve scientifiquement démontrée. Les manifestations divergent d'un pays à l'autre. Le test VIH mesure la présence des anticorps, pas du virus. Les Pr Gallo et Montagné co-découvreurs ne sont pas d'accord. Les contradictions sont innombrables. L'AZT continue à faire des ravages malgré les études probantes innombrables. Et l'on continue les recherches très coûteuses dans de fausses directions.

Les causes du sida

Là où il y a sida, il y a tout ou partie de : famine, malnutrition, transfusions sanguines, homosexualité masculine, rapports sexuels anaux, drogue, tabac, hémophilie, parasites, infections multiples, malaria, sclérose en plaques, tuberculose.

Les causes sont le terrain psycho-biologique. C'est clair !

Comment savoir si mon terrain est acide ?

Le test de dépistage de l'acidité de mon terrain se fait par l'urine dont on mesure le pH.

C'est d'une grande facilité. Il faut se procurer des bandelettes papier (bon marché) dans les magasins diététiques ou les pharmacies. Ce papier change de teinte au contact du liquide analysé. Il en existe dans les pharmacies en rouleaux et en bandelettes plus précises en magasins diététiques.

Il suffit donc d'uriner sur une bandelette qui prend alors une certaine couleur. La comparaison avec un nuancier de couleurs donne la mesure du pH : jaune du côté de l'acidité et bleu foncé du côté de l'alcalinité. On peut aussi à l'aide de ce papier tester les aliments eux-mêmes pour savoir s'ils sont acides, ce qui ne veut pas dire acidifiants (le citron est acide mais alcalinisant).

Pourquoi le pH de l'urine ?

Le système rein-vessie évacue les toxines et les acides tout au long de la journée et de la nuit. Les toxines acidifient les secrétions. Le pH normal d'excrétion se situant vers les 7, on peut donc déterminer si le corps rejette de grandes quantités d'acides. Si c'est le cas, c'est que le terrain cellulaire est acidifié : solide observation et diagnostic problématique à la fois. Tous les inconvénients pour la santé sont là.

On me pose cette question à chaque fois : « comment savoir si j'ai de l'acidité ? » Voilà ! C'est simple !

La mesure du pH de l'urine n'est pas suffisante pour déterminer l'état du terrain. Ainsi, si nous ne mangeons que des fruits frais ou des légumes crus, on trouvera un pH virant vers l'alcalinité. Le pH varie aussi en fonction du stress, des efforts physiques, du contenu des repas. Il est donc plus indiqué de faire plusieurs mesures tout au long de la journée et ceci pendant une semaine. On ne mesure pas la première urine du matin car l'organisme désacidifie son terrain si on le laisse en paix, pendant la nuit, pendant un jeûne. Il est préférable de faire les mesures avant les repas plutôt qu'après car les aliments influent directement sur l'acidité de l'urine. Après les repas on mesure plus ce que l'on a mangé que ses cellules.

On peut ainsi rédiger un petit tableau où on indiquera : tel jour'stress du chef ou tel jour'repas de fête avec alcools, etc… La synthèse consiste à éliminer les cas particuliers comme ces derniers et à dégager un pH moyen de l'avant repas de midi, avant repas du soir, coucher. Un pH normal se situe entre 6,5 et 7 (faisons simple). S'il est de 5 voire 4,5 c'est énorme ! Attention ! Les travaux pour désacidification peuvent commencer.

Si ces chiffres sont voisins de 6,5 – 6,8 – 7, c'est parfait si le pH de l'urine du lever est acide. En effet l'organisme doit avoir désacidifié la nuit à moins que cette personne soit moine zen et ne mange que de l'herbe écologique au sommet d'une montagne. Revenons à cette personne à l'urine neutre au lever. Ses reins ne fonctionnent pas bien puisqu'ils n'éliminent pas les acides et il y en a toujours à éliminer.

On trouve des pH voisins ou supérieurs à 7, y compris au lever, quand on prend des compléments alimentaires désacidifiants, quand on est végétarien « pur et dur ». Dans ces deux cas, il y a déséquilibre et il faut réagir :

prendre moins de compléments désacidifiants pour le premier cas et vérifier que le régime végétarien n'est pas carencé en protéines. On peut aussi avoir des dérèglements métaboliques à étudier.

Faut-il consommer les fruits acides ?

Les fruits doux non acides sont les fruits secs, la banane et la datte. Les fruits courants comme la pomme, l'orange, la tomate, etc... sont acides. La pomme, notamment, est le fruit Roi.

D'abord, les fruits contiennent de l'eau et pas n'importe quelle eau puisque c'est une eau empreinte de vie, qui porte en elle tous les éléments vitaux et énergétiques du monde où elle a vécu jusqu'à sa maturité. Cette eau vaut mieux encore que l'eau de Volvic ou l'eau du Mont Roucous renommées comme les mieux équilibrées.

Ensuite, même s'ils sont acides, leur action dans l'organisme est inverse: désacidifiante, alcalinisante ou basique (synonymes). Ce paradoxe controversé est le résultat de l'action des sels de potassium, sodium, magnésium qui se transforment en carbonates alcalins. Cette action alcalinisante ou anti-acide est plus forte que l'acidité propre des fruits eux-mêmes. On peut s'amuser à vérifier cela soi-même à la maison. Pour ce faire, acheter en pharmacie du papier pH.

Consommez quelques citrons et vous constaterez de visu sur vous-même l'effet alcalinisant de ce fruit acide. Intéressant et mieux que 200 pages de théories et de controverses. N'est-ce pas ?

Avec l'orange, il faut être prudent, surtout pour ceux qui ont des problèmes de foie ainsi que d'acétone. Le jus d'orange au début du petit déjeuner, afin de tonifier, crée absolument l'inverse par association avec les farineux que sont les tartines de pain ou les croissants. La gêne dure toute la journée, à notre insu. De la même façon, les tomates sont, à la limite, utiles, en dehors des repas comportant des farineux ou des sucres. C'est une erreur alimentaire très fréquente. Les oranges et tomates acidifient l'organisme.

Ainsi donc, les fruits acides participent à l'équilibre acide-base de l'organisme. Bien souvent, cet équilibre est rompu chez la plupart d'entre nous et notre organisme a tendance à l'acidose. Le cancer n'est rien d'autre que la suite logique de cela. En effet, la viande, les céréales, le poisson, le fromage, le pain, les œufs acidifient l'organisme.

Les légumes crus et les fruits en dehors des repas désacidifient. Les fruits acides stimulent la nutrition par la combustion renforcée qu'ils opèrent. En outre, ils contribuent à évacuer les déchets : il suffit d'observer les selles noires en début d'une mono-diète de raisin blanc. Ils déclenchent une véritable libération des toxines. En cas d'allergie aux fraises, il suffit de continuer à en manger. La désintoxication qu'on appelle « allergie » continue et « l'allergie » disparaît. On constate qu'une allergie aux noix disparaît comme par miracle après une bonne diarrhée de désintoxication sans l'avoir recherché (cas vécus).

Ainsi les fruits acides, en dehors des repas, sont un véritable sérum contre l'acidose qui engendre le diabète, la goutte, le cancer, les rhumatismes, l'arthritisme, l'arthrose (qui peut se guérir bien sûr), les douleurs arthritiques ou rhumatismales, les problèmes de rein et de cœur, l'infarctus, l'obésité, les états délicats de certaines femmes enceintes, etc.. Si d'aventure quelques intestins abîmés voulaient lutter contre l'acidose, nous leur conseillons de commencer par des légumes verts crus, tendres ou jeunes. Moyennant ces précautions, le résultat est certain et il est probable que la rééducation permette plus tard les fruits acides.

Nous ne pouvons clore ce chapitre sur les

fruits sans parler des fruits secs, véritable trésor de vitamines A C D B PP, d'oligo-éléments, de minéraux et de sucres directement assimilables.

Si les fruits acides causent une certaine indisposition, il y a lieu de se poser quelques questions. Il ne faut pas en consommer trop le soir. Seule la pomme est recommandée le soir car elle calme. Les fruits acides cuits ne sont pas très bons pour l'organisme. Faisons attention à ne pas consommer de fruits acides insuffisamment mûrs. N'oublions pas qu'ils ne s'associent pas avec les farineux aux mêmes repas. Dans les cas d'infection ou de maladie aiguë, il ne faut pas trop consommer de fruits acides. Dans ces cas, ainsi que chez certaines personnes nerveuses et maigres, les cures de légumes ou de jus de légumes seront plus favorables.

Les compléments alimentaires alcalinisants

Il existe des compléments alimentaires composés notamment des 5 minéraux alcalins qui sont : le calcium, le potassium, le magnésium, le manganèse et le fer. Les dosages de chaque minéral sont assez savants. Si l'un des minéraux est en trop grande quantité par rapport à l'autre ou en insuffisance, il peut y avoir non assimilation d'un autre.

On les trouve commercialisés sous des marques différentes : Alcabase, Erbasit, Acty 8, etc.

Certains fabricants ont ajouté d'autres minéraux (la silice qui est un acide) ou des plantes (le fenouil) en faible quantité. Leur but est d'apporter une aide supplémentaire quand aux troubles et maladies liés à une acidification du terrain (renforcer le squelette avec la silice), tout en étant vigilant sur la composition totale qui doit rester fortement alcalinisante évidemment.

Posologies

Si vous n'avez pas connaissance de l'acidité de votre terrain, vous pouvez consulter un thérapeute qui vous dressera l'état de votre organisme. Vous pouvez également mesurer le pH urinaire pendant une semaine, en excluant comme on a expliqué la mesure du matin, et en prenant 3 prises par jour environ. Ensuite il se dessine une moyenne correspondant à votre état!

Si vous avez connaissance de l'acidité de votre terrain: il convient de prendre les doses indiquées sur les emballages. Etre suivi par un naturopathe vous permettra d'être accompagné de manière plus personnalisée. La mesure du pH se fait ensuite régulièrement afin de contrôler la progression. Sous prétexte «d'aller plus vite», il ne faut pas trop en prendre. Votre posologie sera ajustée en permanence de manière à ce que votre pH urinaire reste autour des 6,8 – 7. Sinon vous vous privez de la légère acidité des émonctoires utiles pour combattre les micro-organismes nocifs. La santé, c'est l'équilibre.

Ma formule

C'est évidemment la meilleure du monde! Je

plaisante. Je vous l'offre avec joie. « Mon » complément s'appelle Acty 8. Téléphonez-moi : je vous aiderai. Bon nombre de commerçants de la santé « pondent » des formules qu'ils protègent pour gagner éventuellement plus d'argent, ce qui n'a pas lieu car ces compositions sont connues. Voici la formule donc :

- citrates de magnésium
- citrates de potassium
- citrates de calcium

Ces 3 citrates en bonne synergie et proportions alcalinisent l'organisme et son métabolisme. Ils apportent aussi les bienfaits du :

- magnésium : nutriment de la cellule nerveuse, protection contre le stress et la dépression, préventif des crampes musculaires
- potassium : rhumatismes chroniques, polyarthrite chronique, toxines, fonction surrénale
- calcium : calcification, affections osseuses et dentaires, croissance, fractures, ostéoporose, rhumatismes et dépression

et

- chlorure de chrome car le chrome a un rôle actif dans la résorption du sucre et des graisses, trop consommés en général
- gluconate de cuivre car il est à la base du fer, agit dans les inflammations, douleurs et infections, renforce le système immunitaire
- gluconate de manganèse utile aux articulations, aux migraines, au diabète et à l'eczéma
- gluconate de zinc, puissant anti-oxydant, régulateur du sucre sanguin, et agissant de surcroît dans les allergies, fatigues, dépressions
- gluconate de sélénium, antioxydant, détoxinant et ralentissant scléroses et vieillissement

Pourquoi un tel travail de recherche ?

Une composition assez complexe car il faut rapidement désacidifier et les citrates le font bien. Il faut aussi réparer les dégâts dans l'organisme de cette acidité, qui souvent n'est pas d'hier. Ces dégâts vont se nicher souvent dans les maux d'articulation, de dos, les migraines, la fatigue, le diabète, les allergies, la dépression, le vieillissement prématuré et les scléroses, toutes les maladies graves. Ainsi donc, citrates et gluconates s'associent pour désacidifier et réparer les maux causés par trop d'acidité.

Le travail des huiles essentielles dans ces domaines

Les huiles essentielles ont un pH généralement inférieur à 7, elles sont donc plutôt acides. Un des bienfaits de l'acidose est de tuer les microbes des intestins. De plus un pH sanguin trop alcalin, qui risque une prolifération de microbes, verra son taux diminuer.

Le potentiel d'oxydoréduction rH2 des huiles essentielles, c'est-à-dire la tendance ou non des cellules à s'oxyder, est généralement supérieur à 28. Elles sont donc pour la plupart oxydantes, car tout ce qui est au-dessus de 28 est oxydé (ou en déficience d'électrons négatifs) par rapport à ce qui est en dessous. Leur pouvoir oxydant, comme celui de l'huile essentielle de menthe, permet une diminution des microbes. L'huile essentielle de clou de girofle, quant à elle, est un oxydo-réducteur. Elle comporte des propriétés anti-virales et anti-cancéreuses.

La résistivité des huiles essentielles est généralement supérieure à 3500. La résistivité de l'huile essentielle de thym est de 3500. En la mélangeant à 4 autres huiles essentielles, qui agissent par exemple dans la purification de l'air, à savoir: l'huile essentielle de pin, de menthe, de girofle et de romarin, la résistivité passe à 15000 ohms! Les infections et les toxines sont de ce fait encore mieux combattues.

On voit très nettement que les huiles essentielles ont un pouvoir modificateur du terrain. A la limite, on pourrait prendre presque n'importe laquelle, elle agirait déjà.

De façon générale, les huiles essentielles ont une action antiseptique, anti-microbienne et agissent pour une part mieux que les antibiotiques (huile essentielle d'ail et d'oignon notamment). Elles sont souvent diurétiques et drainantes. Elles agissent comme des solvants qui lissent les cristaux provenant de déchets et disloquent les congrégations que le corps doit évacuer.

L'huile essentielle de citron vide la vésicule biliaire souvent pleine à craquer dans les organismes surchargés. L'huile essentielle de thym détruit entre 3 à 7 minutes le colibacille, vivant normalement dans l'intestin mais pouvant contaminer l'environnement (infections urinaires, coliques)! On constate le rôle important qu'elles jouent sur le terrain humoral (les liquides qui circulent dans le corps) et le retour général à la santé.

Elles sont également revitalisantes et équilibrantes jusqu'au plus profond de l'organisme en agissant au cœur même des cellules ! Elles ont un pouvoir de pénétration exceptionnel : en l'appliquant sur la peau, mélangée à une huile de base, par exemple sur la main, l'huile essentielle de thym ou d'eucalyptus aura été absorbée par tout le corps en 20 mn, c'est-à-dire qu'il n'a fallut que 20 mn pour que l'orteil en prenne connaissance. On en retrouve des traces au bout de quelques heures dans les urines. Entre temps elle aura agi sur les tissus grâce à la circulation sanguine.

Elles peuvent se prendre de différentes manières, toujours en dosage précis ; par la bouche pour certaines, à mettre sur un bon sucre ou sur du miel ou dans une boisson, toujours dilué à environ 10 à 15 %, sachant qu'elles ne sont pas solubles dans l'eau ; en cuisine dans les sauces, gâteaux, salade de fruit (huile essentielle d'orange) ; sous forme de gélules ; par la peau en massage mélangées à des huiles de bases (amande douce) ; dans des cataplasmes (argile) ; dans le bain ; dans des produits cosmétiques (crèmes, shampooing) ; sous forme de diffuseur ou aérosol.

A vous de jouer, sous surveillance !, car elles ne sont pas inoffensives et doivent être utilisées en connaissance de cause. Mais quel miracle de la nature !

Pourquoi une cure de désacidification ?

Une cure est indispensable pour apporter une réponse à notre état d'intoxiqué. Cet état est réel et inévitable par l'existence de nombreux facteurs influant sur notre biologie :

- le stress de toutes origines, les peurs, les angoisses, la fatigue, inhérents à notre façon de vivre
- une alimentation trop abondante et trop riche vu nos besoins
- notre alimentation polluée par les
  - nitrates
  - polyphosphates
  - pesticides
  - insecticides
  - conservateurs aux effets inconnus à long terme
  - stérilisateurs et cuissons rapides détruisant vitamines
  - conservateurs aux rayons gamma et cobalt radioactif
- l'habitude des médicaments :
  - antibiotiques
  - anxiolytiques

- corticoïdes
- contraceptifs

– la sédentarité

– la pollution omniprésente
- l'air (plomb)
- l'eau (nitrates, chlore)
- les radiations électromagnétiques

Les toxines sont la cause biologique principale de la maladie. Cette toxémie vient de la dysharmonie entre le chemin que l'on a à parcourir dans un milieu naturel sain et la réalité de nos déviations. Eliminer les toxines c'est guérir. La véritable dynamique consiste aussi à préserver un terrain sain afin que les microbes n'y aient aucune terre nourricière, faute de quoi ils s'y mettent et leur rôle devient bénéfique car ils deviennent utiles à dépolluer le corps des effets de l'acidité. Dans ce contexte, les antibiotiques sont un contresens assez fâcheux.

Le nettoyage de printemps

Nous lavons tous les jours l'extérieur de notre corps et jamais l'intérieur : les cures sont là pour cela. Il s'agit de mono diète de fruits, de jeûnes, de cure de raisin… La règle du jeu de la cure est de ne manger que le fruit en question ou rien (si jeûne). L'idéal est d'accompagner cette cure de pensées positives, d'envie de se purifier et de se nettoyer, pour un nouveau départ.

Pendant la cure, certains symptômes de nettoyage peuvent apparaître : maux de tête, diarrhées, nausées, aggravation apparente de la maladie pour les patients. C'est que le travail se fait, c'est que nous en avions grand besoin, ne baissons pas les bras. Afin de nous faire du bien et d'accélérer le processus de nettoyage, oxygénons-nous, faisons de l'exercice.

Cette jolie formule du « nettoyage de printemps » nous invite à nettoyer au moins une fois par an, à fond, notre maison : on sort les tapis, on secoue les matelas… les fenêtres sont grandes ouvertes, c'est un véritable chambardement. A côté de cela, tous les jours, on nettoie un peu la maison, et aussi toutes les semaines.

Ces formules de nettoyage peuvent s'appliquer à nos organismes : un grand nettoyage de printemps et d'automne avec des cures de quelques jours, un drainage un peu chaque jour et un nettoyage plus élaboré une fois par semaine. Pourquoi ? Nous sommes tous plus ou moins pollués par ce que nous mangeons. La nourriture habituelle est chargée de sucres industriels, de conservateurs, de nitrates, d'engrais chimiques. La restauration rapide a envahi notre vie moderne. On n'a pas le temps : les cuissons doivent être ultra-rapides. Le tabac et ses fumées sont encore partout. Et la pollution est omniprésente dans notre assiette. Il est presque impossible, de nos jours, d'éviter la pollution alimentaire.

Ainsi donc, a fortiori, il faut nettoyer notre organisme.

Dans tout cela, un grand principe ! Il est difficile de laver un évier d'une main pendant qu'on le salit de l'autre. Les meilleurs nettoyages ont un maximum d'efficacité quand l'injection de toxines s'arrête.

A ce moment-là, se met en branle le merveilleux processus d'Energie vitale. Ceci est très important. L'opinion publique croit l'inverse. Par exemple, quelqu'un a la grippe ou est fatigué : l'opinion publique croit que l'organisme ne peut pas se guérir lui-même. Elle pense qu'il faut l'aider, lui apporter des produits. Ceci est inexact. Automatiquement, notre nature a tendance à revenir à la vie, à l'état de santé parfaite, d'elle-même. Ceci est instinctif. C'est pourquoi les malades n'ont plus faim, ont besoin de leur lit, etc... A l'occasion du repos, les tissus se réparent et les cellules usagées s'éliminent.

L'organisme se met alors à éliminer

Lorsqu'on entreprend le drainage d'un organisme – surtout si l'organisme est engorgé depuis longtemps et que le drainage entrepris est le premier drainage conséquent – les toxines quittent leur réserve et apparaissent au grand jour. Cette apparition se fait souvent dans l'inconfort. Les syndromes d'élimination peuvent être : fatigue, mauvaise haleine, langue sale, migraines, nausées, diarrhées, toutes douleurs anciennes revenant. Il y a presque toujours apparition de l'un ou plusieurs d'entre eux selon la personnalité biologique. C'est, en tout état de cause, toujours une excellente affaire. Il peut arriver que ces syndromes existent peu : ce qui ne veut pas dire qu'il ne se passe rien.

On a bien choisi sa période et on s'est assuré qu'on pouvait se reposer.

Le Docteur Passebecq écrit : « Toute période d'élimination intensive doit être considérée comme une maladie aiguë et soignée comme telle : repos, calme et quiétude, chaleur. On évitera tout particulièrement les médicaments : analgésiques, fortifiants et toniques, laxatifs et suppositoires, instillations nasales, antibiotiques, etc..., sauf indication médicale. Après cette période de désintoxication viendra la convalescence. Un renouveau attend ceux qui savent comprendre le sens des crises de désintoxication ».

Quand nous n'en sommes pas avertis, nous nous affolons à l'arrivée de ces symptômes bénéfiques. *Vous n'imaginez pas l'énergie que je dois dépenser en tant que thérapeute, à prévenir longuement qu'un bon nettoyage a quelques manifestations inconfortables, puis à rassurer quand ce qui était annoncé se produit, enfin à promettre un mieux-être spectaculaire après ces quelques jours fatigants. Les personnes atteintes de la sclérose en plaques voient leur état s'améliorer au fur et à mesure qu'elles se désintoxiquent, donc souffrent. J'ai souvent entendu: «Avant, j'allais bien, je ne souffrais pas, je n'avais mal nulle part. Maintenant bien sûr, je bouge mieux mais j'ai mal». Le dialogue se termine souvent de ma part par un contenu de ce genre: «Et plus vous marcherez normalement, plus vous aurez mal».*

Les cristaux d'oxalates blessent les chairs en les quittant. Les maux de tête sont des libérations de toxines. Les diarrhées sont une évacuation volontaire de l'organisme des putréfactions intestinales, des déchets livrés par la vésicule biliaire.

Ensuite tout va pour le mieux

Pendant la cure de désintoxication et a fortiori pendant le jeûne, beaucoup de choses changent, s'arrêtent ou diminuent sensiblement: la mastication, la digestion, le persistaltisme (mouvement digestif), les systoles cardiaques, les éliminations rénales, le drainage de la vésicule biliaire. Ainsi donc l'énergie considérable qui n'est plus utilisée pour toutes ces fonctions est disponible pour nettoyer, éliminer, drainer, épurer par les enzymes intracellulaires, détruire les triglycérides adépositaires, faire fondre les kystes, œdèmes, tumeurs, goitres, cellules mortes, malades ou vieilles.

La peau est un excellent baromètre de santé. Son état est le reflet de l'état de toutes nos cellules. Après le jeûne ou une cure de raisin, l'effet est saisissant : la peau est lisse, les rides diminuent, d'anciennes meurtrissures s'estompent, les boutons disparaissent. Les yeux s'éclaircissent. Nous ne vieillissons plus.

M. Guy Lacoste écrit : « Avec les dépôts de toxines nettoyés, le corps purifié, le sang rajeuni, les organes renouvelés, les sens améliorés, la digestion et l'assimilation augmentées, les cellules et tissus revenus à une condition de jeunesse, les infiltrations, les affections et les excroissances absorbées, les tissus morts et mourants rejetés et remplacés par des tissus neufs, la chimie corporelle normalisée, le corps est pour ainsi dire dans les mêmes conditions que le matelas qui a été rénové et refait ». Il y a plus poétique comme allégorie mais elle est reposante !

La meilleure formule, pour s'en persuader, est d'essayer.

Ainsi donc, ce grand nettoyage permet : une remise en forme physique et morale, une amélioration de nombreuses pathologies, une élimination des surcharges pondérales…

Les tentations et sollicitations sont nombreuses

Mais les embûches guettent. Comme nous l'avons déjà décrit, les crises de désintoxication font peur : « Je sais bien, vous me l'avez expliqué, mais j'avais un de ces mal de crâne, je n'allais pas bien, j'ai bien mangé et il s'est arrêté, vous voyez bien... ». Tout s'est arrêté, oui ! Le drainage et le nettoyage ont stoppé net et il faudra bien les reprendre un jour ou l'autre, de gré ou de force, par exemple couché sur un lit d'hôpital sans la force de manger pendant une semaine ou plus sous l'emprise d'un gros problème. « Je n'ai pas de chance ! Il faut que cette saleté tombe sur moi ».

L'entourage donne de nombreux conseils : « Tu n'as pas beaucoup de couleur, mange un peu de viande, ça ne peut pas te faire de mal, ça te donnera des forces » ou « Il ne faut surtout jamais sauter un repas », conseil archi-connu qui arrange bien les lecteurs donc ceux qui l'écrivent et qui est une ânerie. Sauter un repas repose tout le système digestif, libère de l'énergie pour drainer l'organisme. Non seulement il faut en sauter de temps en temps, surtout celui du soir, mais en sauter parfois plusieurs de suite est un geste de salut.

Par contre, il y a des circonstances où il vaut mieux éviter les cures de désintoxication rondement menées : certaines maladies très graves, les états d'allaitement et de grossesse, les circonstances d'hypotension.

Nos pays civilisés fabriquent la toxémie à outrance

Il est presque impossible de rencontrer une personne qui ait une vie parfaitement saine. Ce qui nous est proposé en matière d'alimentation et de contexte de vie en est particulièrement éloigné. Il est donc nécessaire de nettoyer l'organisme. Dans nos pays dits civilisés, tous les organismes des personnes aux maladies chroniques et graves comme le cancer et les maladies cardio-vasculaires, sont trop acidifiés et c'est la cause de leur maladie. Nos cellules font trempette dans l'acidité ! En permanence ! C'est le fléau majeur des pays riches : artériosclérose, arthrite, arthrose, acide urique, cancer, constipation, défenses immunitaires faibles, diabète, douleurs de dos, eczéma, brûlures et ulcères d'estomac, goutte, maladies cardio-vasculaires, mauvais cholestérol, migraines, obésité, ostéoporose, muqueuses enflammées, problèmes de peau, rhumatismes, tabagisme, urémie, soit autant de manifestations nettes d'un terrain acide de notre organisme.

L'objectif est de retrouver un terrain basique qui seul permet la libération des toxines accumulées. Un terrain acide est favorable notamment à l'apparition et au développement du diabète, alors qu'un terrain basique nous redonne les capacités pour rester en santé.

Plusieurs techniques de nettoyage existent. Commençons par la plus efficace.

Le jeûne

Il s'agit de ne rien manger, juste boire de l'eau si nécessaire. L'organisme se met alors à se nettoyer de lui-même. On peut faire cela un jour, ou plusieurs mais en cas de jeûnes prolongés il est préférable d'être suivi par des thérapeutes compétents. La pratique du jeûne un jour fixe par semaine est très recommandée pour les diabétiques.

Cependant le jeûne ne donne pas de bons résultats chez les diabétiques de type I dont le taux de sucre varie alors de façon désordonnée. Le Dr Vivini prévient de bien surveiller. Par contre il est magistral pour les diabétiques gras.

La cure de raisin

Elle se pratique en fin d'été août, septembre voire octobre. Il s'agit de manger du raisin, que du raisin, avec éventuellement quelques raisins secs (peu car l'index glycémique est à 65) et du vrai jus de raisin. On ne prend aucun autre aliment. Cette cure est préconisée depuis l'antiquité et à certaines époques par le corps médical d'Europe en produisant bien des « miracles ».

On peut opter pour 1 jour, 3 jours, 1 semaine, 3 semaines... de cure, suivis de jours de reprise alimentaire particulière. Vous trouvez tous les détails dans mon livre sur cette cure dans la même collection chez le même éditeur.

Le raisin nous apporte tout : il est parfaitement complet, aussi complet que le lait maternel. Il va désacidifier l'organisme et, ce faisant, le nettoyer petit à petit.

Le raisin est sucré certes et chez les diabétiques, il faut être attentif. Rappelons qu'il s'agit de fructose. Il arrive souvent qu'après la cure, le diabète soit bien amélioré.

La cure de citrons

Lors de l'absorption de citrons, l'acide citrique est rapidement dégradé et éliminé par le poumon. Il ne reste que les sels minéraux alcalinisants.

Elle se pratique au printemps. Nous prenons nos repas habituels et buvons, entre les repas, du jus de citrons bien mûrs en plus de la nourriture habituelle.

Voici comment procéder :

1re semaine : 3 citrons pressés par jour

2e semaine : 5… par jour

3e semaine : 7

4e semaine : 9

…et ensuite nous redescendons : 7 citrons pressés la 5e semaine,… jusqu'à 3 la 7e semaine.

Mono diètes

La cure de fruits ou de légumes peut être de toute sorte : raisin, pomme, cerises, fraises, choux, carottes… Mais le raisin a ceci d'extraordinaire c'est qu'il est un aliment complet et permet de ce fait des cures plus longues sans carences.

L'objectif est toujours de désacidifier l'organisme et de le reminéraliser.

La reprise alimentaire

On ne peut pas reprendre d'un coup notre nourriture habituelle sous peine de connaître certains désordres et d'annuler en partie l'effet de la cure.

Si la cure dure 3 jours, la reprise sera de 3 jours. Si elle dure 1 semaine, elle sera d'une semaine. Si elle dure 3 semaines, elle sera d'une dizaine de jours.

Privilégiez les aliments suivants : infusion de thym, romarin, huile première pression à froid d'olive, de noix, jus de carottes, jus de pommes, crudités, légumes, algues marines, persil cru.

L'état de notre langue est un bon indicateur : au début elle est blanche, sale et à la fin du processus de nettoyage elle redevient rose et propre.

L'aide au drainage

Certains naturopathes puristes disent qu'il faut jeûner par exemple pendant plusieurs jours et ne prendre que de l'eau. Ils n'autorisent aucun adjuvant même homéopathique. L'organisme est capable d'assumer son nettoyage en autarcie. Ils ont raison.

Personnellement, je ne suis pas puriste et je préfère l'aider. Pourquoi ? En cas de premier jeûne long, lorsqu'une maladie de dégénérescence est là et que cette maladie a poussé à cette décision de jeûne, il arrive fréquemment que, par exemple, l'organisme dégage beaucoup d'acide urique. On a vu des cas où c'était une véritable invasion. Le caractère très bénéfique d'une crise de goutte ou d'un blocage d'un rein m'échappe un peu. Je préfère drainer et aider le curiste, de ce fait rassuré. Pour cela, je conseille l'usage de draineurs hépato-renaux homéopathiques, nous y reviendrons.

Les crises d'élimination peuvent être atténuées dans leur manifestation inconfortable en commençant, trois jours avant la cure proprement dite, un régime de décélération en produits laitiers, viandes, sucres et farineux.

Le jour précédant la cure, on supprimera complètement ces produits. Ainsi, le grand départ sera plus sympathique. Il y a d'autres gestes d'accompagnement de la cure ou de préparation les premiers jours ou les jours précédant le départ. Une puissante désintoxication est bénéfique si on met toutes les chances de son côté pour éviter les effets secondaires. Il faut notamment savoir que:

- l'absorption de chrome régularise la fonction pancréatique et améliore la transformation des sucres
- le zinc stimule l'hypothalamus et l'hypophyse. Il a donc une fonction réelle dans l'apaisement de la faim excessive
- l'association du zinc et du chrome stimule encore mieux la fonction pancréatique
- la lécithine de soja émulsifie les graisses, donc aide à leur assimilation. Son action est la composition de deux facteurs primordiaux: choline et inositol.
- les anti-oxydants luttent contre les radicaux libres et les métaux lourds et servent donc de catalyseur à toute action de nettoyage. Ils sont les vitamines C, E et A que l'on prend en compositions naturelles, par exemple la vitamine A en huile

de foie de poisson. Ils sont aussi le sélénium, le chrome, la méthionine et la cystéine.

- un complexe très complet en minéraux, vitamines et oligo-éléments comme la spiruline (algue) ou des produits pharmaceutiques comme Rexorubia (il y en a des quantités d'autres) sera un bon tonique utile.

Lorsque je rencontre une personne décidée mais stressée, anxieuse ou boulimique, je l'accompagne tout au long de sa grande marche vers la liberté, par un petit traitement homéopathique. Nous en parlons avec plus de détails en d'autres lignes. Cette « adaptation » m'est livrée clefs en main par un bon examen iridologique, une lecture de la langue et des pouls chinois et la connaissance morpho-psychologique du candidat à la renaissance. Je pratique aussi l'analyse graphologique, la numérologie. Je me laisse guider.

Et enfin je surveille sérieusement l'épuration naturelle du colon. Souvent celui-ci se vide tranquillement, naturellement. C'est parfait ! Mais parfois, cela se passe autrement. Le péristaltisme diminue, donc des fermentations et putréfactions intestinales peuvent apparaître avec les poisons correspondants : anhydride carbonique, phénol, scanol, putriscine, cadavénisme, etc... On pense tout de suite au lavement et beaucoup y pensent tellement que l'idée de son bienfait est répandue. C'est inexact. On l'appelle maintenant « hydrothérapie du colon » mais cette formulation plus alléchante parle toujours de la même chose. D'abord les lavements ne nettoient que le colon descendant et l'anse sigmoïde. Et le reste ? Ensuite, ils traumatisent par la mise en scène que vous avez à l'esprit en lisant ces lignes. Joli tableau n'est-ce pas ? Certaines personnes en outre ont beaucoup de mal à les supporter. Enfin et surtout, ils durcissent les parois intestinales ; nous ne le répéterons jamais assez ! Or, c'est par des parois intestinales souples qu'a lieu un échange nutritif optimum avec les cellules de l'organisme.

Que faire alors ? Souvent rien de particulier mais parfois la prise répétée de 5 grammes de chlorure de magnésium dans un verre d'eau suffira à obtenir une selle libératrice. Si le colon ne se vide pas naturellement, il faut prendre ce breuvage toutes les trois heures jusqu'à ce qu'il se vide. On peut aussi avoir recours à d'autres plantes comme le séné. Attention aux purgatifs du commerce irritants.

Les eaux à boire

Le quatrième forum mondial de l'eau vient de s'ouvrir à Mexico dans une ambiance d'extrême urgence. L'eau est de plus en plus rare et mal répartie dans le monde. Il y a la guerre pour le pétrole ; il y aura la guerre pour l'eau. 40 % de l'humanité en manque tandis que les habitants des pays industrialisés en consomment 300 à 600 litres par jour. Qu'est-ce que c'est que cette invention des chasses d'eau ? Un truc aussi hirsute à notre époque, capable de perdre 20 000 litres en un mois si ça fuit et ça fuit souvent !

L'eau est un de nos constituants principaux. Avant de naître, nous en sommes déjà immergés. Lorsque l'on naît, nous en sommes constitués à hauteur de 90 %, pour finir en une personne âgée… avec encore plus de 50 %, mais quelques rides supplémentaires de déshydratation notifiées sur notre peau fripée.

L'eau que nous utilisons régulièrement et que nous buvons tous les jours provient soit du robinet, soit de l'eau en bouteilles.

L'eau de ville ou du robinet

Elle a subi des traitements anti-bactériens et répond à certaines normes. Elle n'est malheureusement pas exempte de contaminants comme le calcaire, les nitrates que nous ingurgitons à raison de 1,5 kilo par an dans les boissons et l'alimentation, les pesticides, les métaux lourds, le reste de chlore utilisé pour le traitement et qui contient des agents cancérigènes... Les conséquences sont les risques de développer le saturnisme (métaux lourds), de voir apparaître des calculs rénaux et un encrassage de l'organisme (calcaire). Le tableau n'est pas rose.

Vous pouvez améliorer l'eau en la filtrant (filtre Brita dans les boutiques bio) pour diminuer le chlore, le plomb et les pesticides. Vous pouvez aussi utiliser un osmoseur inverse qui est un appareil qui va également filtrer l'eau et lui donner en plus les caractéristiques bioélectroniques bonnes pour la santé.

Les eaux en bouteilles

Elles ne subissent aucun traitement a priori sauf l'ingurgitation de gaz pour les eaux gazeuses. Il convient de respecter les règles requises d'une bonne eau pour la santé, qui ont été énoncées par le Docteur

Vincent, précurseur en la matière. Avant tout et selon lui, il existe quatre types d'eau définis en bioélectronique (sa méthode d'analyse) : les eaux thermales à la source qui sont acides et réductrices ; les eaux parfaites qui sont un peu acides, légèrement réductrices, peu minéralisées ; les eaux traitées au chlore qui sont alcalines et oxydées et qui protègent des microbes mais favorisent la prolifération des virus (eau de ville, du robinet) et les eaux polluées qui sont alcalines et réductrices : mares, ruisseaux et rivières polluées et qui sont favorables aux microbes pathogènes.

Il énonce comme eau parfaite, celle qui bénéficie des critères suivants : légèrement acide, un pouvoir d'oxydation en dessous de rH2 = 28 et très faiblement minéralisée. Lisez sur l'étiquette le taux de résidus : présence de minéraux à sec qui doit être le plus bas possible. Autant dire tout de suite qu'il y a peu d'élues. Elles sont regroupées en eaux de source telle que Mont Roucous, Rosée de la Reine et Montcalm.

Les eaux dites minérales ne sont donc pas conseillées, car leurs minéraux ne sont assimilables par l'organisme et ne font que l'encrasser.

Attention aussi aux boissons composées : eaux sucrées, café, thé qui entraînent souvent une déshydratation de l'organisme ! Vous avez déjà dû observer qu'après avoir bu un café, la soif se fait sentir…

L'eau du mont Roucous

Le Pr Raymond Lautié en fut un éminent spécialiste. Il fut aussi mon professeur d'aromathérapie. Il a enquêté sur les qualités de cette eau ainsi que le Professeur Louis-Claude Vincent et sa Bioélectronique. Selon le Professeur Vincent, les eaux parfaites pour la boisson doivent donc être légèrement acides, très faiblement minéralisée et toujours en dessous de rH2 = 28.

L'eau de Mont Roucous fait partie des eaux qui conviennent à toutes les personnes, bien portantes ou malades. C'est une eau du département du Tarn qui jaillit à 927 mètres d'altitude.

- Elle est exempte de bactéries.
- Elle a une très forte résistivité de l'ordre de 30000 ohms à une température de 20 °C.
- Son pH est entre 6 et 6.2.
- Son rH2 se trouve entre 26.2 et 26.5.

- Sa dureté est d'environ 0.64.
- Sa turbidité est inférieure à 5.
- Résidu sec de 22 mg/l à 110°.

Elle n'a pas d'odeur ni de goût particulier.

Elle aide à la purification de l'appareil digestif, participe au nettoyage des émonctoires (reins, foie...), aide au bon fonctionnement du système cardio-vasculaire et contribue à renforcer l'ensemble du système immunitaire.

C'est l'une des meilleures eaux à consommer.

Vous pouvez également vous procurer l'Eau de la Rosée de la Reine qui vient du même endroit et a les mêmes propriétés que l'eau du Mont Roucous.

Voici un résumé de synthèse

	pH	rH2	ro	residus secs	Sodium	Calcium	Magnésium	sulfates	bicarbonates	nitrates
Mont Roucous	6	26	30 000	19	3	1	0,2	3,3	4,9	2,3
Rosée de la reine	6	26	30 000	20	3	2	0,5	2,4	12	1
Montcalm	6,8	26	22 500	28	1,5	3	0,6	8,7	5,2	1
Volvic	7	28	6 250	120	9	10	6	6,9	65	6,3
Evian	7,4	30	1 950	350	5	78	24	10	357	3,8
Vittel	7,7	30	960	841	4	202	36	306	402	4,6
Badoit	6,5	28	560	1 300	150	190	85	38	1 300	
Contrexéville	7,7	30	390	2 325	9 486	84	1	187	403	2,7
Hépar	7,8	31	320	2 580	14	555	110	1 479	403	3,9

Je rappelle qu'une bonne eau a un pH légèrement acide (6 à 6,8), est légèrement réductrice (rH2 entre 24 et 28), peu conductrice c'est à dire de résistivité maximale (au minimum 8 000) et peu minéralisée (résidus secs entre 10 et 150 mg/litre). Ce tableau nous renseigne bien : seules les 3 premières sont bonnes à boire. Rassurez-vous, on en trouve certaines à la Mecque de l'alimentation moderne, j'ai nommé certain supermarché.

L'eau osmosée

L'eau osmosée permet de fabriquer sa

propre bonne eau sachant que les meilleures eaux restent celles de source, peu minéralisées. En effet les minéraux tant prônés par la publicité ne sont pas assimilables dans l'organisme et l'encrassent car ils correspondent à des déchets supplémentaires à éliminer.

Pourquoi choisir une eau de qualité ?

Il est inutile de conseiller par exemple à des femmes souffrant d'ostéoporose de boire des eaux riches en calcium car le calcium n'est pas assimilé. Cela ne sert à rien, bien au contraire. Vous le savez. Prenez des eaux faiblement minéralisées.

Le terrain de la plupart de nos organismes y compris les tissus voire les cellules sont acides. Rajouter des substances non assimilables génère une accentuation du phénomène de pompage des minéraux dans les réserves, car l'organisme travaille toujours dans le sens de remettre le niveau acido-basique à l'équilibre. Il va donc chercher dans les os du squelette, des minéraux qui sont des bases et qui luttent contre l'acidité.

Il existe donc des appareils, assez chers, qui permettent la fabrication de l'eau osmosée qui est un procédé physique et non chimique.

Ces appareils sont branchés sur l'arrivée de l'eau du robinet.

L'avantage est d'obtenir une eau qui se rapproche des critères B.E.V. (L Cl Vincent, J Orszagh, R Hass) c'est-à-dire d'une eau bonne à boire.

Les critères B.E.V. sont :

- pH : 5.5-7
- rH2 : 24-28
- Résistivité : 6000 et 100000
- Minéralisation globale : entre 10 mg mini et 150 mg/l maxi

Attention, il s'agit de bien choisir son appareil.

L'eau est vivante. Dynamisez-la avant de la boire en secouant la bouteille.

Les plantes qui diminuent l'acidité

Le cassis est un excellent diurétique qui nettoie l'organisme de l'acide urique et de l'urée. Il stimule l'émonctoire foie et rein. Les feuilles et les racines sont utilisées.

Le radis noir est un excellent draineur pour diriger les toxines acides et autres vers la sortie. Il nettoie les émonctoires. On l'utilise sous forme crue, extrait ou suc, ampoules ou sirop.

L'artichaut que l'on mange en général à table ce sont ses bractées. Ici on s'intéresse aux feuilles qui activent la sécrétion de la bile et qui sont diurétiques. Elles stimulent l'émonctoire foie et rein. On les prend en extrait fluide.

Le bouleau offre en infusion ou décoction ses feuilles pour éliminer les excès d'acide urique et d'urée, ses bourgeons pour désengorger les ganglions lymphatiques, sa sève pour combattre les calculs biliaires, son écorce pour stimuler le système digestif sachant qu'elle contient, selon les dernières découvertes, une substance capable de s'attaquer aux cellules tumorales. Il stimule l'émonctoire rein et foie. Soljenitsyne dans son livre «le Pavillon des cancéreux» décrit une population pauvre de Sibérie à très faible taux de cancer, où l'on boit régulièrement des collations d'écorce de bouleau.

Le pissenlit est très bien décrit par Jacques Brel «il assure le rinçage du filtre rénal et l'essorage de l'éponge hépatique». Il stimule l'émonctoire rein et foie. Mangez-le en salade ou buvez-le en infusion. C'est un grand draineur homéopathique (taraxacum).

Le boldo favorise la sécrétion de la bile et décongestionne le foie. Il stimule aussi le rein. On utilise ses feuilles en infusion, extraits fluides et teinture.

La fumeterre s'utilise dans son intégralité comme dépuratif en infusions, nébulisats et extraits aqueux

L'angélique s'utilise dans son intégralité pour combattre l'acidité gastrique, en infusion, poudre de racines, teinture.

La reine des prés a une action diurétique. On utilise ses feuilles, fleurs en infusion et en teinture.

La bardane a une action dépurative. On utilise ses racines, feuilles, semences. Elle stimule l'émonctoire peau.

La pensée sauvage ou violette des champs a des fleurs dépuratives à prendre en infusion ou extraits aqueux. Elles stimulent l'émonctoire peau.

Les fleurs de lavande sont utilisées en infusion pour drainer toute la zone cardio-pulmonaire. Elles stimulent l'émonctoire poumon. On l'utilise aussi beaucoup et avec efficacité en huile essentielle.

Les feuilles d'eucalyptus sont utilisées en tisanes pour leur action antiseptique. Elles stimulent l'émonctoire poumon. On les utilise beaucoup et avec efficacité en huile essentielle. Pour drainer voies rénales, respiratoires et urinaires : mettre 6 gouttes d'huile essentielle 3 fois par jour sur un bon sucre ou dans une infusion en mélangeant bien.

Le chrysantellum americanum est un puissant draineur général qui diminue le mauvais cholestérol. Il se prend en extrait fluide ou gélules.

L'aubier de tilleul est la partie située entre l'écorce et le bois. Il est un très grand draineur des toxines et surtout de l'acide urique.

Le citron en huile essentielle est utile pour drainer le foie, vider la vésicule biliaire et drainer le système circulatoire : mettre 6 gouttes d'huile essentielle 3 fois par jour sur un bon sucre ou dans une infusion en mélangeant bien.

Les huiles essentielles d'ail, de pin sylvestre, de thym, de lavande, selon un dosage spécifique, sont utiles pour nettoyer l'émonctoire poumon. Demandez conseil à un thérapeute compétent.

Les aliments acides

(l'une et l'autre des listes ci-dessous se complètent)

Quelques exemples :

- fromage blanc peu égoutté
- kéfir
- lait de quelques jours
- légumes acides : cresson, oseille, choucroute
- les aliments lacto-fermentés
- les fruits acides : tomate, orange, abricot, rhubarbe, cerise, prunes, citron, pamplemousse, pomme, cassis, framboise, groseille…
- les fruits pas mûrs sachant que moins le fruit est mûr, plus il est acide
- les jus de fruits industriels, les boissons à base de cola, les limonades
- moutarde
- vinaigre
- yaourt

Sont acides :

- Fortement : œuf, viande, coquillage, poisson, alcool, tabac, médicament, antibiotique, aspartame, coca cola, bière, cacao, crème glacée, confiture habituelle, levure, friture, sel de table, sucre industriel, vinaigre blanc, tomate, yaourt.

- Moyennement: café, thé, tofu, lait de soja, lait de vache, lait de chèvre, maïs, moule, beurre, graisse animale, lentille, haricot, fromage, pain blanc, arachide, orge, rhubarbe.
- Légèrement: blé, avoine, seigle, sarrasin, riz, maïs, pain complet, amande, pistache, datte, figue, haricot, huile de carthame, huile de sésame, huile de tournesol, miel, toute noix sauf cajou, riz.

Rappelons qu'ils n'acidifient pas forcément: voyez plus loin.

Les aliments alcalins ou basiques

- les fruits : fruits secs, bananes, dattes
- les légumes crus et fruits crus en dehors des repas

Sont basiques :

- Fortement : algue, ail, ananas, asperge, brocoli, endive, framboise, racine de gingembre, graine de courge, huile hydrogénée, lentille, nectarine, noix de cajou, oignon, radis noir, radis rose, figue fraîche, poireau, concombre, pomme de terre, laitue, persil, olive, pamplemousse, poivre, sel de mer, sauce soja.
- Moyennement : citron, lait, salsifis, melon, prune (reine-claude), abricot, cerise, melon, fraise, myrtille, pêche, ananas, mirabelle, champignon, chou, herbes, huile d'onagre, huile de foie de morue, lait d'amande, mélasse, papaye, poire, pomme, thé vert, vinaigre de cidre de pomme.
- Légèrement : groseille, raisin, mandarine, citron mûr, betterave, céleri, fenouil, bette, graine de lin, graine de sésame, huile d'olive.

Les aliments acidifiants

- blanc d'œuf
- café
- charcuterie
- condiments
- épices traitées
- lait animal
- les aliments contenant du soufre, du chlore, de l'iode et du phosphore sont généralement acidifiants
- les boissons alcoolisées dont le vin
- les céréales : complètes et non complètes, les flocons, les céréales soufflées, les pâtes
- les corps gras d'origine animale
- les fromages forts, fermentés, plus acides que les doux
- les fruits confits
- les fruits oléagineux : toutes les noix, noisettes, pistaches… sauf cajou et amande
- les fruits séchés sulfurés
- les fruits : tomates, oranges, airelles
- les graisses qui ont été durcies comme les margarines
- les huiles raffinées
- les huiles végétales non pressées à froid

- les légumes suivants: asperges, artichaut, choux de Bruxelles
- les légumineuses sèches: fève, soja, pois cassés
- les sucreries: bonbon, sirop, chocolat, gâteaux, confiture, beignets, pâtisseries
- pain
- sucre blanc
- sucre raffiné
- thé
- viande
- volaille

Sont acides et acidifiants:

- Fortement: sucre blanc, sucre raffiné, pain blanc, biscottes, pâtisseries, pâtes, semoule, huiles raffinées, graisses durcies, protéines animales, viande, poulet, charcuterie, excès de graisses, coquillage, œuf cuit, alcool, tabac, médicament, antibiotique, aspartame, coca cola, bière, cacao, crème glacée, thé, alcool, café, produits laitiers, confiture habituelle, friture, sel de table, vinaigre blanc, mayonnaise industrielle, levure, tomate, yaourt, tout produit de culture intensive (engrais chimiques,...), fromage de laitage pasteurisé.

- Moyennement : chocolat, tofu, lait de soja, lait de vache, lait de chèvre, beurre, viande crue, poisson, œuf cru, maïs, moules, graisse animale, légumineuses (non germées) notamment lentille et haricot, fruits et légumes peu mûrs, légumes cuits, oseille, oignon cuit, rhubarbe, fromage de lait cru, arachide, orge.
- Légèrement : blé, avoine, seigle, sarrasin, riz, maïs, millet, pain complet, pistache, figue, haricot, huile de carthame, huile de sésame, huile de tournesol, miel, toute noix sauf cajou, poireau, oléagineux sauf amandes

Les aliments alcalinisants: *désacidifiants, alcalinisants ou basiques (synonymes)*

- algues, agar-agar (extrait gélifiant provenant des algues)
- ciboulette, thym, sarriette, persil, romarin, origan, mélisse, menthe, herbes aromatiques en général
- feuille de bouleau, l'aubier de tilleul éliminent l'acide urique
- huile de première pression à froid
- jaune d'œuf
- l'eau minérale alcaline
- l'oxygène
- les aliments contenant du calcium, magnésium, sodium et potassium sont alcalinisants
- les amandes sèches
- les épices non traitées, fraîches ou séchées
- les fruits frais sauf tomate et orange
- les fruits séchés: banane mûre, figue, poire, pomme, raisin, melon, pastèque sauf abricot et pruneau
- les graines germées
- les légumes crus sauf la tomate

- les minéraux
- miel cru non pasteurisé
- miso (pâte de soja qui a fermenté)

Sont basiques et alcalinisants :

- Fortement : légumes crus et fruits mûrs crus, algue, ail, ananas, brocoli, endive, framboise, racine de gingembre, graine de courge, nectarine, noix de cajou, oignon cru, échalote, radis noir, radis rose, figue fraîche, poireau, concombre, laitue, persil, olive, pamplemousse, poivre, sel de mer, sauce soya, légumes racine, légumes verts à feuillage, amandes, châtaignes, graines germées, pollen
- Moyennement : céréales et légumineuses germées (graines germées), citron, salsifis, melon, prune variété reine-claude, abricot, cerise, melon, fraise, myrtille, pêche, mirabelle, champignon, chou, herbes, huile d'onagre, huile de foie de morue, lait d'amande, mélasse, papaye, poire, pomme, légumes secs
- Légèrement : groseille, raisin, mandarine, betterave, céleri, fenouil, bette, graine de lin, graine de sésame, huile d'olive, thé vert, tisane

En résumé, l'équilibre acido-basique dans l'assiette

Un repas doit contenir autant d'aliments acidifiants qu'alcalinisants, a priori. Si notre terrain est trop acide, si notre papier pH a une tendance à la baisse (pH acide), il faudra privilégier les aliments alcalinisants. Ceci est vrai mais la tendance dans tous les cas sera à privilégier les aliments alcalinisants car les déchets de l'alimentation, l'acide urique résiduel, militent dans ce sens : il faut les neutraliser. Vous voilà devenus spécialistes de chimie ! Les chefs de file sont les légumes crus et les fruits de saison bien mûrs entre les repas.

On ne peut pas se contenter de mets uniquement alcalins à perte de vue. Comme la cure de raisin, ils font leur ouvrage de désacidification mais il faut reprendre ensuite l'équilibre.

On fera des jeûnes, des cures de raisin, citron, feuilles de pissenlit, monodiètes de fruits.

On mangera peu le soir car le soir, le chantier est au nettoyage et la maîtresse de maison n'aime pas qu'on salisse pendant qu'elle nettoie. Tout le monde s'assoit et ne bouge plus!

Il faut se remuer car on a trouvé dans la sueur des acides éliminés, dans les muscles des acides lactiques qui font des douleurs bien connues.

Une bonne eau de boisson, dans le Ricard ou non, est un gage de réussite. N'aggravons pas notre cas avec des eaux dites enrichissantes qui nous saturent. N'oublions pas que leurs minéraux vantés par la publicité ne sont pas assimilables. Qu'on se le dise!

Les infusions de verveine, de sauge, de thym, de romarin ainsi que la boisson au kéfir vont dans le bon sens. La vie n'est pas si triste, car les bons vins sont tous réducteurs, donc anti-vieillissement.

Privilégions une alimentation riche, vivante, biologique, de fruits et légumes crus.

Fuyons les yaourts, les oranges, les tomates, les anchois, le porto, le vin blanc, le coca cola.

La prochaine fois que vous boirez un coca, lisez l'étiquette. Vous y verrez que son pH est de 3 (les reins ne peuvent pas agir en dessous de pH 5).

Attention à la surconsommation de sucre industriel, laquelle acidifie fortement notre corps. Les Français en prennent 36 kilos par an !

Un « truc et astuce » pour ajouter du cru facilement dans vos repas, quand votre enfant ou votre chéri n'aime pas le cru. Dans une soupe, une purée : juste avant de servir, mixer une carotte crue ou un autre légume cru, ou surtout une poignée de graines germées.

Faisons les tests d'urine pour connaître notre terrain.

Et n'oublions pas que l'acidité excessive de nos tissus conduit au vieillissement prématuré, aux scléroses, aux maladies cardiovasculaires, au cancer (cause 1), aux rhumatismes et douleurs articulaires, à la fatigue chronique.

« Sauer » en allemand veut dire « acide » pour un plat, un produit, un liquide mais aussi pour une personne pénible, revêche et « acide ». De là à penser qu'il y a un certain rapport entre l'état biologique du corps et l'état psychologique de la personne... On connaît tous de ces personnes ayant une hyperacidité gastrique qui se ressent sur leur hyperacidité sociale.

Conception
et mise en page

PCA
44400 Rezé

Achevé d'imprimer en mai 2008
sur les presses de la Nouvelle Imprimerie Laballery – 58500 Clamecy
Dépôt légal : mai 2008 Numéro d'impression : 804281

Imprimé en France